**Aditya Verma**
**K. V. Arun Kumar**
**Apoorva Mowar**

**Utilização de lasers na cirurgia oral e maxilofacial**

**Aditya Verma**
**K. V. Arun Kumar**
**Apoorva Mowar**


# Utilização de lasers na cirurgia oral e maxilofacial

ScienciaScripts

**Imprint**

Any brand names and product names mentioned in this book are subject to trademark, brand or patent protection and are trademarks or registered trademarks of their respective holders. The use of brand names, product names, common names, trade names, product descriptions etc. even without a particular marking in this work is in no way to be construed to mean that such names may be regarded as unrestricted in respect of trademark and brand protection legislation and could thus be used by anyone.

Cover image: www.ingimage.com

This book is a translation from the original published under ISBN 978-620-2-02386-3.

Publisher:
Sciencia Scripts
is a trademark of
Dodo Books Indian Ocean Ltd. and OmniScriptum S.R.L publishing group

120 High Road, East Finchley, London, N2 9ED, United Kingdom
Str. Armeneasca 28/1, office 1, Chisinau MD-2012, Republic of Moldova, Europe
Printed at: see last page
ISBN: 978-620-7-74504-3

# LISTA DE
# ABREVIATURAS

LASER - Light Amplification by Stimulated Emission of Radiation

CW - Continuous Wave

$CO_2$ - Carbon Dioxide

Er. - Erbium

Nd - Neodymium

YAG - Yttrium Aluminium Garnet

Cr - Chromium

He - Helium

Ne - Neon

Ar - Argon

F - Fluoride

Kr - Krypton

Nd:YAP - Neodymium-Yttrium-Aluminum-Perovskite

Er,Cr:YSGG - Erbium,Chromium-Yttrium-Selenium-Gallium-Garnet

Ho:YAG - Holmium-Yttrium-Aluminum-Garnet

As - Arsenide

Ga - Gallium

Eg - Example

LLLT- Low reactive level laser therapy

OSCC – Oral Squamous Cell Carcinoma

# CAPÍTULO 1 INTRODUÇÃO

*Um* laser é um dispositivo que emite luz através de um processo de amplificação ótica baseado na emissão estimulada de radiação electromagnética.[1] A introdução dos lasers na medicina dentária nos anos 60 por Miami levou a uma investigação contínua sobre as várias aplicações dos lasers na prática dentária.[2]

Em 1917, Albert Einstein lançou as bases para a invenção do laser e do seu antecessor, o "maser", ao teorizar que uma única frequência, a emissão estimulada, pode ser gerada por amplificação fotoeléctrica.[3] O termo LASER significa "Light Amplification by the Stimulated Emission of Radiation" (amplificação da luz por emissão estimulada de radiação) e foi apresentado ao público pela primeira vez em 1959, num artigo de Gordon Gould, um estudante da Universidade de Columbia. Theodore Maiman dos Hughes Research Laboratories em Malibu, Califórnia, construiu o primeiro laser funcional utilizando uma mistura de hélio e néon. Em 1961, foi desenvolvido um laser utilizando cristais de granada de ítrio-alumínio tratados com 1 a 3 % de neodímio (Nd:YAG).[3]

O laser de árgon foi desenvolvido em 1962, enquanto o laser de rubi foi o primeiro laser médico a ser utilizado para coagular lesões da retina em 1963. Em 1964, Patel desenvolveu o laser de $CO_2$ nos Laboratórios Bell. Atualmente, os lasers de díodo são muito utilizados em medicina dentária.[3]

Um laser distingue-se de outras fontes de luz pelo facto de emitir luz de forma coerente. A coerência espacial permite que um laser seja focado num ponto estreito, o que permite aplicações como o corte a laser e a litografia. A coerência espacial permite que um feixe laser permaneça estreito mesmo a longas distâncias (colimação), o que permite aplicações como os ponteiros laser. Os lasers podem também ter uma coerência temporal elevada, o que lhes permite emitir luz com um espetro muito estreito, ou seja, podem emitir uma única cor de luz.[1]

Os lasers revolucionaram o tratamento dentário durante três décadas e meia do século XX. Theodore Maiman inventou o laser de rubi em 1960. Desde então, os lasers têm sido uma das tecnologias mais fascinantes na prática dentária. Os lasers são utilizados na primeira terapia periodontal, na cirurgia oral e também no tratamento com implantes.[4]

Os lasers têm sido utilizados na cirurgia oral e maxilofacial desde meados da década de 1960. Com o advento dos lasers para a prática, que são pequenos, portáteis e fáceis de manusear na cavidade oral, os lasers estão a tornar-se cada vez mais populares. Os fabricantes estimam que cerca de 10 a 20% de todos os cirurgiões orais e maxilofaciais utilizam um laser na prática, e a maioria tem acesso a lasers na clínica. Os lasers estão a melhorar as opções de tratamento cirúrgico actuais e ajudaram a alargar o âmbito da cirurgia oral e maxilofacial.[5]

Os lasers são tradicionalmente utilizados na cirurgia oral e maxilofacial para cirurgia pré-protética, para a excisão de lesões benignas e malignas, para a excisão de lesões vasculares e para o tratamento de pacientes com distúrbios de coagulação.[5]

Os sistemas de laser e a sua aplicação em medicina dentária, especialmente em cirurgia oral, estão a desenvolver-se rapidamente. As vantagens específicas dos lasers residem na incisão do tecido, na coagulação durante a operação e nos benefícios pós-operatórios. Os lasers de díodo semicondutor (arsenieto de gálio (GaAs), arsenieto de alumínio e gálio (GaAlAs)) são dispositivos cirúrgicos portáteis e compactos com benefícios eficientes e fiáveis. São utilizados de acordo com aspectos económicos e ergonómicos e oferecem custos reduzidos em comparação com outros dispositivos modernos de laser rígido.[6] Este laser pode ser utilizado em modo de funcionamento contínuo ou pulsado por contacto ou sem contacto com o tecido, dependendo da abordagem clínica e do método de tratamento.

A aplicação sem contacto é utilizada para focar os fotões emitidos no tecido, de modo a obter um diâmetro de ponto maior, menor fluência, menor energia e maior ganho para a coagulação de lesões superficiais, por exemplo, na remoção de tecido vascular. Os lasers de díodo com comprimentos de onda de 810 a 980 nm em modo contínuo ou pulsado são utilizados como uma modalidade possível para a cirurgia de tecidos moles na cavidade oral. Com base no efeito fototérmico do laser de díodo, as lesões da mucosa oral são removidas por uma técnica de excisão ou por procedimentos de ablação/vaporização.[6,7]

Esta dissertação trata da utilização de lasers na cirurgia oral e maxilofacial.

[8]**Apfelberg D B 1979** relatou a utilização do laser de fotocoagulação de árgon no tratamento de tatuagens decorativas. O tratamento de tatuagens com outros lasers, como o laser de rubi Q-switched ou o laser de dióxido de carbono, é bem conhecido, mas os resultados não têm sido tão consistentes. Desde 1975, 30 pacientes com tatuagens foram tratados com o laser de árgon. Havia 18 homens e a idade média era de 27 anos. O período médio de acompanhamento foi de 9 meses; no entanto, este curto período de observação revelou-se suficiente, uma vez que os resultados já eram clinicamente visíveis nos primeiros 3 meses. Alguns doentes foram seguidos durante 24 a 36 meses. Durante o tratamento, o tamanho do ponto de laser foi de 1 mm, a frequência de pulso foi de 0,2 a 0,4 segundos e a potência variou entre 2,0 e 3,5 watts. Os resultados foram classificados como excelentes quando houve clareamento completo sem cicatrizes (8 pacientes), bons quando houve clareamento subtotal sem cicatrizes (II pacientes) e ruins quando houve apenas melhora limitada (3 pacientes). Seis dos 30 pacientes desenvolveram uma cicatriz hipertrófica na área tratada, e 2 pacientes foram considerados demasiado cedo para a avaliação clínica (menos de 3 meses). Seis meses após o tratamento, a maioria das células pigmentares tinha desaparecido, a epiderme tinha-se reconstituído normalmente, a derme superior apresentava uma deposição uniforme de colagénio e os anexos cutâneos secundários, tais como os folículos pilosos e as glândulas sudoríparas, não estavam danificados. Aparentemente, estas últimas estruturas contribuíram significativamente para a cicatrização das feridas provocadas pelo laser. Assim, o laser de árgon mostrou resultados promissores como um método clínico eficaz para o tratamento de tatuagens.

[9]**Fisher I E et al. 1983** analisaram histologicamente a cicatrização de feridas após laser de dióxido de carbono e excisão cirúrgica convencional da mucosa bucal em 8 cães Beagle. As feridas foram observadas durante um período de 42 dias. Os locais cirúrgicos foram examinados histológica e fisicamente imediatamente após o procedimento e depois de 2, 4, 7, 10, 14, 28 e 42 dias. As diferenças entre os dois tipos de feridas foram significativas. A zona de danos nos tecidos adjacente aos defeitos provocados pelo laser era estreita e está provavelmente relacionada com o mecanismo de destruição dos tecidos. Foi observada uma fina camada de colagénio desnaturado na superfície da área tratada com laser, que provavelmente actua como um penso impermeável no período pós-operatório imediato e reduz o grau de irritação dos tecidos pelo conteúdo oral. Após a excisão cirúrgica, os miofibroblastos estavam presentes em grande número paralelamente à superfície, de modo que a contração no seu eixo longitudinal levou a uma redução do tamanho do defeito. Em contraste, apenas foram observados alguns miofibroblastos após a irradiação com laser, e estes estavam em grande parte confinados à lâmina própria recém-formada após cada parte da ferida ter sido reepitelizada. Além disso, a distribuição destas células no tecido estava desorientada, pelo que a sua contração teria pouco efeito na dimensão global do defeito. Por fim, os autores concluíram que a ferida com laser causou danos mínimos no tecido adjacente em comparação com a ferida convencional.

[10]**Fischer S E et al. 1984** investigaram os efeitos do laser cirúrgico de dióxido de carbono nos tecidos orais. O objetivo do estudo era avaliar a cicatrização de

feridas com laser em vários locais da boca num modelo animal clinicamente análogo e depois correlacionar os resultados com os achados em pacientes. O modelo animal escolhido foi o cão, e oito beagles adultos, com peso entre 8 e 13 kg, foram anestesiados com pentobarbitona sódica intravenosa, seguida de óxido nitroso, oxigénio e halotano administrados através de um tubo endotraqueal oral com cuff. O laser de dióxido de carbono foi utilizado para criar feridas nos seguintes locais: mucosa bucal, pavimento da boca, dente e mucosa alveolar sobre a placa cortical bucal da mandíbula. Para comparação, áreas de mucosa na bochecha oposta foram excisadas com um bisturi. Concluíram que nenhum dos animais parecia sentir dor ou sofrimento excessivos e todos puderam continuar a alimentar-se sem qualquer problema. As feridas cicatrizaram de forma satisfatória e sem infeção, com exceção das feridas no alvéolo. O córtex ósseo na base do defeito alveolar apareceu preto e carbonizado depois de o periósteo sobrejacente ter sido destruído pelo raio laser. O exame histológico revelou um infiltrado de células inflamatórias crónicas nos tecidos moles e necrose do osso alveolar adjacente. A superfície do osso era irregular e muitas das lacunas subjacentes estavam vazias. Após 42 dias, o osso necrótico superficial tinha regredido. Os defeitos provocados pelo laser diferiam das feridas convencionais em vários aspectos: Houve um dano mínimo no tecido adjacente; formou-se inicialmente um coágulo de proteína desnaturada na superfície; houve uma menor resposta inflamatória; estavam presentes menos miofibroblastos e a ferida quase não se contraiu; formou-se menos colagénio; e a regeneração epitelial foi mais tardia e menos regular.

[11]**Morelli J G et al, 1986** avaliaram o tratamento das manchas de vinho do Porto com um laser de corante sintonizável (577 nm). Foram incluídos 10 voluntários saudáveis, informados e com consentimento, com idades compreendidas entre os 18 e os 50 anos, com PWS na face (6), tronco (2) e extremidades (2). O laser utilizado foi um laser de corante sintonizável bombeado por lanterna do tipo Candela LPDL-1 com uma largura de impulso de 300 psec. O laser foi sintonizado a 577 nm utilizando um prisma e o corante amarelo Rodamina 575. A saída do laser foi focada numa fibra ótica de quartzo utilizando uma lente plano-convexa com uma distância focal de 25 mm. Na extremidade distal da fibra, foram utilizados uma lente e um suporte para ampliar a ponta da fibra de 1 mm de diâmetro para um ponto de 3 mm de diâmetro que foi projetado na pele. A energia incidente foi medida utilizando um medidor de energia laser Scientech 365 calibrado com uma precisão de ±10% e a densidade de energia foi calculada com base no diâmetro do campo de irradiação circular (3 mm) na superfície da pele. [2]As zonas individuais da pele volar normal do antebraço foram irradiadas com impulsos únicos em incrementos de 0,25 J/cm2 , de 0,75 a 5 J/cm . Os locais de teste foram depois irradiados na pele da PWS com densidades de energia que eram 1,5 e 2 vezes superiores às da pele normal. Em cada densidade de energia, foram irradiados 4 pontos separados de 3 mm. Os locais de teste foram examinados após 4-6 semanas e a energia que produziu a claridade mais forte foi utilizada para tratar a SPW. O tratamento foi continuado em intervalos de 4-6 semanas. Foram efectuadas biópsias antes do tratamento, imediatamente após o tratamento e 24 horas, 7 dias e 30 dias após o tratamento, de cada vez após infiltração com xilocaína a 1%. Verificaram que, ao fim de um mês, todos os vasos anteriormente ectasiados na SPW tratada com laser tinham

desaparecido. Foram substituídos por vasos de calibre normal, sendo a única anormalidade visível o espessamento das paredes dos vasos. A epiderme, a derme papilar e a derme reticular estavam todas normais. Por conseguinte, concluíram que o laser de corante sintonizável (577 nm, 300 psec) pode ser utilizado com êxito para eliminar a SPW sem cicatrizes hipertróficas.

[12]**Hukki J et al., 1988,** investigaram os efeitos de diferentes bisturis laser de contacto Nd:YAG na pele e no tecido adiposo subcutâneo de suínos, utilizando diferentes definições de potência. Foram testados três bisturis laser diferentes: 0,2 mm não descongelado (LR2), 0,6 mm não descongelado (LR6) e 1,0 mm descongelado (LRP10), utilizando três definições de potência diferentes (8 W, 14 W, 18 W). O efeito tecidular de um bisturi de aço foi utilizado como referência. As incisões no lombo do porco (40/porco) foram efectuadas em locais aleatórios. As amostras foram colhidas nos dias 0 e 14 do pós-operatório. A profundidade da lesão tecidular foi medida com um microscópio ótico. O tempo necessário para cada incisão foi registado.

Foram observadas diferenças significativas entre o LR2 e o LR6 na pele após 2 semanas (P < .05) em todas as definições de potência utilizadas, indicando a superioridade do bisturi mais pequeno quando utilizado em incisões na pele. O LRP10 não causou mais danos nos tecidos do que o LR6 em nenhuma das configurações de potência utilizadas. No tecido adiposo subcutâneo, o bisturi mais pequeno (LR2) causou significativamente menos danos nos tecidos detectáveis 2 semanas após a cirurgia (P < .05) do que os outros dois bisturis laser, enquanto os efeitos das diferentes definições de potência foram pequenos. O tempo de incisão na pele foi reduzido em mais de 50 % para todos os bisturis laser examinados quando a potência foi aumentada de 8 W para 18 W. Assim, foi conseguida uma hemostase completa com todas as sondas de contacto em todas as definições de potência e, após as incisões com o bisturi de aço, ocorreu uma hemorragia viva, que cessou com o encerramento da ferida.

[13]**Pogrel M A et al. 1990** avaliaram a cicatrização após a utilização de laser de dióxido de carbono, criocirurgia com azoto líquido e feridas com bisturi. O objetivo deste estudo foi comparar o laser de dióxido de carbono, a criocirurgia com azoto líquido e a excisão convencional com um bisturi em termos de velocidade e tipo de cicatrização de feridas no abdómen raspado de ratos. O abdómen raspado de vinte e quatro ratos Sprague-Dawley de 300 g serviu de modelo. Concluíram que o laser cirúrgico de dióxido de carbono produz uma lesão previsível, de rápida cicatrização e com uma resposta inflamatória mínima, pelo que parece ser um método satisfatório para garantir uma remoção precisa dos tecidos, o que poderá ser muito benéfico em muitos procedimentos cirúrgicos orais e maxilofaciais.

[14]**Waner M et al, 1993** compararam os lasers de vapor de cobre e de corante bombeado por lâmpada de flash no tratamento de telangiectasias faciais. Doze pacientes adultos com telangiectasias faciais bilaterais foram tratados com dois lasers de luz amarela. Uma secção de cada área afetada foi tratada com um laser de vapor de cobre e uma secção semelhante do mesmo doente foi tratada com um laser de corante bombeado com lâmpada de flash. Verificaram que ambos os lasers produziram uma cicatrização satisfatória ao fim de 2 e 6 semanas. O tratamento não foi indolor com qualquer um dos lasers, mas nenhum doente necessitou de anestesia local ou geral. O tempo necessário para tratar

as mesmas áreas foi semelhante para ambos os lasers. O inchaço pós-operatório foi maior com o laser de corante bombeado por lanterna do que com o laser de vapor de cobre, e o tempo necessário para a cicatrização foi maior com o laser de corante bombeado por lanterna. Os autores concluíram que as manchas roxas maiores criadas no pós-operatório com o flashlamp-pumped dye laser eram cosmeticamente menos aceitáveis para os pacientes do que a fina crosta linear criada com o laser de vapor de cobre. Não foram observadas cicatrizes ou alterações estruturais com nenhum dos lasers.

[15]**Koslin M G et al, 1993**, avaliaram a utilização do laser de hólmio na cirurgia artroscópica da articulação temporomandibular. 86 articulações foram tratadas com procedimentos artroscópicos utilizando o laser de hólmio. 28 articulações foram tratadas por não redução de discos deslocados anteriormente, 8 por dor crónica, 32 por perfuração discal e doença articular degenerativa e 18 por redução de discos deslocados anteriormente. Em todos os casos, foi inserido um videoartroscópio de 2,7 mm e 30° (Dyonics, Inc, Andover, MA) através de um portal de 2,9 mm na bolsa sinovial superior posterior. Uma fibra de quartzo de 600 p para a passagem do feixe de laser foi inserida através de uma porta de trabalho de 2,2 mm que foi inicialmente colocada na bolsa sinovial anterior. As temperaturas foram registadas utilizando um termopar intra-articular (John Huke Mfg Co, Inc, Palatine, IL). Verificaram que o laser de hólmio, apesar de não ser tecnicamente um "laser frio", quase não gerava calor na ATM. O aumento médio da temperatura intra-articular foi de 10°F (variação de 1,2°F a 22,6°F). O procedimento cirúrgico para ablação de tecido, remoção de fibrocartilagem degenerada e condromalácia, e incisão, cauterização e cicatrização de tecido foi fácil de executar e exigiu um mínimo de energia e tempo. Por fim, concluíram que a utilização do laser holmium YAG na cirurgia artroscópica da ATM é um método eficaz e seguro. A libertação anterior, a escarificação posterior e a sinovectomia podem ser efectuadas com o mesmo meio de irrigação de soro fisiológico normal e com a mesma ponta de fibra. A cauterização a laser de vasos hemorrágicos foi eficaz, e foi conveniente não ter de mudar para um sistema diferente de fornecimento de energia eléctrica. O laser YAG de hólmio parece, portanto, ser uma adição útil ao arsenal da cirurgia artroscópica.

[16]**Petersen B R 1993** avaliou a possível utilização da gengivectomia com laser de C02 para a hiperplasia da gengiva causada pela fenitoína em pacientes com deficiência mental. 15 pacientes foram encaminhados de uma clínica de epilepsia. A gengivectomia foi efectuada com um laser de $CO_2$ Sharpian 720 com uma peça de mão 733A. O ajuste padrão foi de 10 W com um tamanho de ponto focal de 0,2 mm e um tamanho de ponto desfocado de 0,4 mm. Este último foi obtido de forma reprodutível através da inserção de uma extensão de comprimento adequado na peça de mão. Ao processar os aspectos lingual e palatino, foram utilizados 2 espelhos diferentes com uma angulação de 90° e 120°, respetivamente. O tempo de exposição foi de 0,1 s em áreas estreitas e contínuo quando foram tratadas áreas maiores. Para evitar que o feixe de laser atingisse a estrutura dentária, foi colocada uma pequena espátula angulada na bolsa entre o dente e o feixe, que foi seguida durante a deslocação do feixe. No final do procedimento, as áreas gengivectomizadas foram limpas de detritos e revestidas com eosina a 1%. Não foram aplicados pensos cirúrgicos em nenhum dos doentes. No pós-operatório, verificou-se que nenhum dos doentes teve

hemorragia. Apenas um doente teve uma recidiva grave, que envolveu todas as 6 secções e exigiu uma nova operação. Para além disso, houve pouca ou nenhuma dor e a hemostase manteve-se estável. Os autores concluíram que o laser de CO2 pode ser utilizado eficazmente para a gengivectomia na proliferação gengival induzida pela fenitoína.

[17]**Gallucci J G et al 1994** compararam o laser de contacto Nd:YAG com o bisturi padrão e/ou o electrocautério na cirurgia curativa do cancro da cabeça e do pescoço. Foram analisados retrospetivamente os registos clínicos de 36 pacientes submetidos a cirurgia de cancro da cabeça e do pescoço. Os doentes foram analisados em três grupos: 9 doentes previamente irradiados operados com o laser Nd:YAG; 9 doentes previamente irradiados operados com técnicas convencionais (convencional/ RT); 18 doentes não irradiados operados com técnicas convencionais (convencional/sem RT). Nestes grupos, foram efectuados 14, 14 e 25 procedimentos, respetivamente. As diferenças entre os grupos Nd:YAG, convencional/RT e convencional/sem RT em termos de estádio do cancro, idade, procedimentos realizados, tempo operatório, perda de sangue intra-operatória e tempo de internamento hospitalar e na UCI não foram estatisticamente significativas. As doses de radioterapia pré-operatória nos grupos Nd:YAG e convencional/RT foram semelhantes (5.127 ± 842 vs. 604 ± 2.373 cGy). A morbilidade pós-operatória nos doentes com Nd:YAG (11%) foi semelhante à do grupo convencional/sem RT (17%) e foi significativamente inferior à do grupo convencional/ RT (11% vs. 17%). 56%, P < 0.05). Os resultados clínicos, incluindo o tempo operatório, a perda de sangue, a hospitalização e o internamento nos cuidados intensivos, são equivalentes aos das técnicas cirúrgicas convencionais, com ou sem radioterapia pré-operatória, para a cirurgia curativa com o laser de contacto Nd:YAG em doentes previamente irradiados com cancro da cabeça e do pescoço. Em doentes submetidos a cirurgia após radioterapia para cancro da cabeça e do pescoço, o laser de contacto Nd:YAG reduz significativamente a morbilidade pós-operatória. Os dados sugerem que o laser de contacto Nd:YAG é uma técnica cirúrgica eficaz em oncologia da cabeça e do pescoço.

[18]**Alster T S 1995** realizou um estudo para tratar uma grande série de doentes com grandes manchas café-au-lait com o laser de corante pulsado de 510 nm até se conseguir a erradicação completa das lesões, para determinar o número real de sessões de laser necessárias para conseguir a eliminação das lesões e para determinar a incidência de efeitos secundários ou de recorrência durante o acompanhamento a longo prazo. Foram incluídos no estudo 30 doentes com 34 grandes sinais café-com-leite. Todos os doentes tinham pele dos tipos I e II e não tinham historial familiar de melanoma. [2]As lesões foram tratadas em intervalos de 6-8 semanas com um laser de corante pulsado (510 nm, 300 ns) com densidades de energia entre 2-4 J/cm . Em média, foram necessários 8,4 tratamentos com laser para conseguir a remoção completa das manchas. Não foi observada qualquer recorrência da lesão um ano após o fim do tratamento. O autor concluiu que os doentes de todas as idades com este tipo de manchas, tradicionalmente tratadas com cirurgia extensiva e reconstrução, podem agora ser tratados com o laser de díodo pulsado de 510 nm com pouco risco de sequelas adversas ou recorrência. A seletividade deste laser foi tão elevada que não foram observadas alterações anormais permanentes na cor ou na textura

da pele irradiada com o laser.

[19]**Smith P W et al. 1995** avaliaram as características de corte e os efeitos térmicos de três lasers de dióxido de carbono em tecidos moles. O objetivo deste estudo foi determinar os efeitos térmicos e histológicos da incisão de tecidos moles com três lasers de dióxido de carbono: um emitindo energia luminosa através de um guia de ondas oco a 9,3 pm; os outros emitindo energia luminosa a 10,6 pm, um através de um guia de ondas oco, o outro através de um sistema de braço articulado. Foram efectuadas trinta incisões padronizadas na mucosa oral de mandíbulas de suínos com três lasers diferentes a uma potência de 1, 4 e 12 W. Os eventos térmicos foram registados com termopares. Os eventos térmicos foram registados com termopares e foi efectuado um exame histológico para determinar os danos verticais e horizontais nos tecidos, bem como a profundidade e a largura do corte. Verificaram que os resultados térmicos e histológicos estavam relacionados com os parâmetros e as propriedades da radiação e não com o comprimento de onda. Verificaram também que os tempos de irradiação podem ser significativamente mais longos na prática clínica, o que pode levar a maiores aumentos de temperatura do que os medidos neste estudo. Para evitar esta complicação, é muitas vezes preferível a utilização de impulsos de alta potência com uma duração curta e intervalos de impulsos adequados, proporcionando boas características de incisão com uma acumulação de calor e efeitos térmicos muito reduzidos, tal como exigido no contexto clínico. Por esta razão, a maioria dos lasers oferece uma gama de opções de impulsos. Os autores concluíram que, para além do comprimento de onda, muitas outras variáveis, como a densidade de energia, o modo constante ou pulsado, a duração ou os intervalos dos impulsos e o tempo de exposição, podem contribuir para as características cirúrgicas de um laser.

[20]**Frame J W 1995** analisou 118 pacientes que tiveram 130 lesões orais removidas com o laser de dióxido de carbono durante um período de 4 anos. As condições foram categorizadas em três grupos: lesões benignas, leucoplasia e lesões malignas. Para as lesões que pareciam ser malignas ou em que havia dúvidas quanto ao diagnóstico, foi efectuada uma biopsia pré-operatória. Do mesmo modo, todas as manchas de leucoplasia foram biopsadas para obter uma avaliação histológica da sua natureza. As patologias benignas dos tecidos moles foram excisadas com o laser e sujeitas a exame histológico após o tratamento. Não se registaram complicações intra-operatórias e todos os doentes recuperaram sem problemas. A cicatrização após a ressecção de lesões benignas foi excelente, sendo necessário um acompanhamento posterior para determinar a taxa de recorrência de lesões pré-malignas e malignas.

[21]**Rizoiu M I et al. 1996** investigaram os efeitos de um laser de érbio, crómio: ítrio, escândio, gálio e granada nos tecidos moles mucocutâneos. Avaliaram as margens de incisão deste laser e compararam a cicatrização com feridas induzidas por laser, bisturi convencional e biopsia por punção. Os coelhos brancos da Nova Zelândia foram divididos em grupos de sacrifício em série; os tecidos foram analisados grosseira e microscopicamente para feridas provocadas por laser e por aço convencional. Verificou-se que as margens das feridas apresentavam artefactos de coagulação mínimos e tinham 20 a 40 pm de largura. As feridas com laser sangravam minimamente ou não sangravam de todo, e a reepitelização e a colagenização ocorriam ao sétimo dia, tanto no grupo

laser como no grupo convencional. Concluíram que o novo sistema laser é um dispositivo eficaz para a cirurgia de tecidos moles; a cicatrização de feridas é comparável à das feridas de aço cirúrgico. Os artefactos de borda mínimos observados com este sistema laser devem permitir a recolha de amostras de biópsia para diagnóstico.

**Eckerdal A e Bastian H L** 199622 realizaram um estudo em dupla ocultação, controlado por placebo, para determinar se a terapia laser de baixa intensidade (LLLT) é eficaz no tratamento da nevralgia do trigémeo. Dois grupos de pacientes foram tratados com duas sondas, uma pseudo-sonda para avaliar o efeito placebo e a outra uma sonda ativa com uma potência de 31 mW. Nem o paciente nem o dentista sabiam qual era a sonda laser envolvida até o exame estar concluído. Cada paciente foi tratado semanalmente durante 5 semanas. Os resultados mostraram que dos 14 pacientes do grupo A que foram tratados com a sonda cega, 5 pacientes relataram algum efeito do tratamento, um dos quais ficou completamente sem dor imediatamente após o tratamento e um paciente ainda estava sem dor após um ano, enquanto os restantes 13 tiveram pouca ou nenhuma melhoria na dor. Dos 16 pacientes do grupo B que foram tratados com a sonda laser, 10 estavam sem dor no final do tratamento e 2 tinham significativamente menos dor, enquanto houve pouca ou nenhuma alteração em 4 pacientes. No seguimento de um ano, 6 doentes continuavam completamente sem dor, 4 tinham menos dor e os restantes 9 doentes tinham pouca ou nenhuma melhoria. Após um ano, apenas 1 doente continuava completamente sem dor. Os autores concluíram que o presente estudo demonstra claramente que o tratamento com LLLT é um método eficaz e um excelente complemento às terapêuticas convencionais no tratamento da nevralgia do trigémeo.

[23]**Ito H e Baba S 1996** investigaram a utilização de feixes de laser de corante pulsado para fragmentação de cálculos salivares. De acordo com os espectros de absorção e reflexão de secções de cálculos salivares, foi conseguida uma fragmentação óptima utilizando um laser de corante pulsado com uma largura de pulso de 1,4 pm e um comprimento de onda de 504 nm. Foram efectuados mais estudos sobre o tamanho das partículas e foi desenvolvida uma nova técnica de "sialoendoscópio". Foram tratados 15 doentes com sialolitíase da glândula submandibular. Todos os doentes foram diagnosticados com inflamação aguda recorrente e inchaço associado à alimentação durante um período de vários anos. Os cálculos variavam de 5 mm a 17 mm de diâmetro, com uma média de 13,46 mm de tamanho, conforme revelado pela radiografia. Os cálculos estavam localizados no hilo da glândula mandibular. Para esta experiência, foi utilizado um endoscópio flexível especial com um diâmetro de 1,5 mm e um comprimento de 25 cm com um canal lateral para uma fibra de quartzo laser de 200 pm (Clinical Supply Co., Japão) e foi utilizado um televisor de 15" como monitor. A litotripsia por ondas de choque induzidas por laser foi efectuada sob monitorização endoscópica contínua. Verificaram que a fragmentação completa e a remoção dos cálculos salivares foram conseguidas em 6 doentes e que uma fragmentação de 50% foi suficiente para restabelecer o fluxo salivar nos outros 9 doentes. Concluíram, portanto, que a litotripsia a laser de cálculos salivares com monitorização endoscópica permite o tratamento ambulatorial com pouco desconforto para o paciente, representando um avanço

na medicina otorrinolaringológica.

[24]**Kurita K et al, 1997,** avaliaram o desenvolvimento e os resultados preliminares de um artroscópio de fibra fina e laser Nd:YAG de canal único para a articulação temporomandibular. Um protótipo de artroscópio de fibra fina com um canal central para um laser foi desenvolvido em colaboração com uma empresa japonesa (M& M Co., Tóquio, Japão). A articulação temporomandibular do doente foi preparada e coberta sob anestesia geral. O espaço articular foi insuflado através da injeção de 2 ml de solução salina estéril no espaço articular superior. Utilizando um trocarte afiado colocado na cânula endoscópica, a cápsula foi perfurada no recesso posterior do espaço articular superior. A colocação correcta foi confirmada pela saída de solução salina estéril quando o trocarte afiado foi retirado. O endoscópio foi então inserido e a irrigação foi mantida através da entrada pela cânula e da saída pela agulha de calibre 18 utilizada para insuflar inicialmente a articulação. O endoscópio foi então introduzido na cânula e foi efectuado um exame completo. Os resultados foram registados em vídeo e as características seleccionadas foram fotografadas. A imagem do espaço articular foi visualizada com uma câmara de televisão a cores (FVS-3000, M& M Co., Tóquio, Japão) e um monitor (PVM-2044Q, Sony Co., Tóquio, Japão). Durante a artrotomia, não foram detectados danos nas articulações devido à cirurgia artroscópica e à lise por laser. Todas as 3 perfurações discais detectadas com o artroscópio foram confirmadas no momento da artrotomia e, nessas articulações, a ponta do artroscópio pôde ser avançada para a articulação inferior. As 9 articulações em que foi realizada apenas a lise artroscópica com laser foram reexaminadas e os resultados foram satisfatórios. Concluíram que um artroscópio de fibra fina de canal único com um canal interior pode ser potencialmente utilizado para um laser de Nd:YAG no tratamento de aderências intra-articulares.

[25]**Herford A S e Finn R 2000** descreveram uma uvuloplastia assistida por laser (uvulectomia) numa única fase para determinar a sua eficácia no tratamento do ressonar e da apneia obstrutiva do sono (AOS) ligeira. 30 pacientes foram tratados com uvuloplastia assistida por laser para ronco e/ou AOS leve durante um período de 49 meses e examinados. Foi analisada a frequência do ressonar antes e depois do procedimento, o volume do ressonar e as queixas pós-operatórias. Foi pedido aos doentes que classificassem a alteração na energia diária, nos hábitos de sono, nos dias de trabalho perdidos e na satisfação geral após a uvuloplastia assistida por laser. No pré-operatório, 19 doentes foram diagnosticados com AOS e os restantes 11 doentes foram tratados para o ressonar. Não se registaram complicações e apenas um doente necessitou de uma fase adicional. 18 doentes preencheram um questionário (10 doentes com diagnóstico de apneia do sono e 8 doentes que apenas ressonavam). No pré-operatório, a frequência média do ressonar era de 9,3 cm numa escala visual analógica. No pós-operatório, 12 doentes não ressonavam de todo ou ressonavam muito pouco e 6 doentes tinham uma pontuação média de 3,2. O volume do ressonar também diminuiu de uma média de 5,4 para 2,5 cm. O desconforto médio pós-operatório foi de 1,1 cm. Verificou-se uma melhoria do sono em 16 doentes e uma melhoria da energia durante o dia em 17 doentes. 11 doentes referiram que faltaram ao trabalho durante pelo menos um dia no pós-operatório, em média 3 dias. 17 pacientes declararam estar satisfeitos com

o procedimento, apenas um paciente estava insatisfeito. Os autores concluíram, portanto, que a uvuloplastia assistida por laser (uvulectomia) é um procedimento cirúrgico eficaz para o tratamento do ronco e de alguns tipos de AOS. Um procedimento de um único estágio parece ser eficaz e pode reduzir ainda mais a morbidade associada a essa condição.

[26]**Thomson P J et al, 2002** analisa a cirurgia laser interventiva como um instrumento cirúrgico e de diagnóstico eficaz no tratamento do pré-cancro oral. Foram analisados os registos de 57 pacientes consecutivos tratados com laser, com lesões displásicas histologicamente confirmadas, durante um período de 4 anos. A leucoplasia foi a lesão clínica mais comum (69%), enquanto o pavimento da boca foi o local anatómico mais comum (42%). A cirurgia a laser removeu com sucesso 55 lesões pré-cancerosas, 11 das quais apresentavam displasia ou neoplasia mais grave em comparação com a biopsia inicial. A cicatrização e a morbilidade pós-operatórias foram mínimas. Após a cirurgia, os doentes foram seguidos durante 1 a 44 meses (média de 18 meses). Destes doentes, 76% permaneceram livres de doença, enquanto 24% desenvolveram novas lesões displásicas em locais diferentes ou múltiplos, frequentemente com displasia aumentada. Dos doentes que recidivaram, 7% desenvolveram CCEO, enquanto outros 3,5% desenvolveram outros cancros do trato aerodigestivo. Nem a aparência inicial da lesão nem o diagnóstico histológico previram o comportamento clínico. Os autores concluem, portanto, que a cirurgia laser de intervenção, em oposição ao tratamento conservador das lesões pré-cancerosas orais, é recomendada para proporcionar um tratamento eficaz com baixa morbilidade e para fazer um diagnóstico histológico definitivo. Como consequência da carcinogénese por alteração de campo, o acompanhamento regular dos pacientes pré-cancerosos tratados é essencial para uma prevenção terciária eficaz.

[27]**Rupprecht S et al, 2003** realizaram um estudo para avaliar um novo sistema de corte ósseo a laser que permite a deteção automática de diferentes qualidades de tecido por um sensor integrado para evitar danos em estruturas sensíveis, como vasos sanguíneos ou nervos. Foi construído e testado um laser Erbium: YAG com um circuito de controlo integrado em osso dissecado. As emissões do processo, como as alterações de ressonância causadas pela interação da luz laser com várias estruturas de tecido, podem ser utilizadas para um sistema controlado. Os sinais dos sensores de um fotodíodo e de um acelerómetro piezoelétrico foram recebidos e processados para controlar a osteotomia por laser. Os testes foram realizados em amostras de osso preparadas a partir do fémur de coelhos e da mandíbula de um minipig. Após a aplicação do laser, as amostras de osso foram examinadas macroscopicamente e histologicamente. As amostras foram analisadas histomorfometricamente quanto à profundidade da erosão do osso cortical quando o sistema de controlo desligou o laser. Os resultados médios de 97,45 % (porco) e 97,83 % (coelho) demonstraram que os sistemas funcionam com exatidão. Concluiu-se que o feixe de laser era imediatamente interrompido após a penetração na camada de osso cortical devido às alterações extremas do carácter do sinal recebido pelo sistema de sensores. Os testes in vitro deste novo sistema de controlo do laser em circuito fechado foram bem sucedidos.

[28]**Haffner C et al. 2004** investigaram a ablação das estruturas da articulação

temporomandibular de um porco com uma luz laser excimer de 308 nm guiada por fibra. O objetivo do estudo foi avaliar a eficácia do tratamento com radiação excimer laser de 308 nm nas estruturas da articulação temporomandibular de um porco. As estruturas teciduais da articulação temporomandibular (osso cortical e esponjoso, cartilagem, disco intervertebral e músculo) foram retiradas de porcos recém-mortos e serviram como amostras. Os espécimes foram embebidos em polimetilmetacrilato. A luz laser foi aplicada após o corte horizontal e a medição da espessura. O número de impulsos necessários para perfurar a amostra foi contado e a taxa de ablação foi determinada. Para além disso, a superfície irradiada foi examinada histologicamente e o grau de alteração do tecido foi avaliado. Verificaram que o limiar de energia mais baixo para a ablação era uma densidade de energia de 0,8 J/cm2. Dependendo do tipo de tecido, a taxa máxima de ablação foi avaliada em 1,7-6,3 pm/pulso. A profundidade da alteração térmica no tecido circundante foi de 30-70 pm. Concluíram que a luz do excimer laser orientável de 308 nm oferece uma combinação de ablação precisa do tecido e danos térmicos mínimos no tecido circundante.

[29]**Strauss A R e Fallon S D, 2004,** analisaram a utilização de lasers na cirurgia oral e maxilofacial atual. Discutiram que os lasers estão a tornar-se o padrão de cuidados em muitos procedimentos de cirurgia oral e maxilofacial e estão a ser introduzidos como uma ferramenta eficiente para uma variedade de novas aplicações dentro da especialidade, e que os lasers têm sido utilizados na prática da cirurgia oral e maxilofacial (OMS) desde meados da década de 1960. Os autores observaram que os lasers estão a tornar-se cada vez mais populares com o advento dos lasers de escritório que são pequenos, portáteis e fáceis de manusear na cavidade oral. Os autores concluíram que existem atualmente muitos sistemas de laser novos no mercado, caracterizados por diferentes comprimentos de onda e propriedades. Embora estes novos sistemas facilitem alguns procedimentos, tornou-se essencial que o cirurgião laser se baseie nos princípios básicos da física do laser para os utilizar de forma segura e eficiente. A incorporação de lasers na prática da OMS conduziu a avanços empolgantes na terapia cirúrgica e melhorou os cuidados dos doentes, e os avanços na tecnologia laser irão, sem dúvida, gerar novos procedimentos e desempenhar um papel importante no futuro da cirurgia minimamente invasiva.

[5]**Aoki A et al. (2004) apresentaram uma** visão geral da utilização de lasers na terapia periodontal não cirúrgica. Discutiram as aplicações actuais e potenciais da tecnologia laser na terapia não cirúrgica para o tratamento da doença periodontal. Devido às suas várias propriedades, como a ablação ou vaporização, hemostase e efeito de esterilização, o tratamento com laser pode servir como suplemento ou alternativa à terapia periodontal mecânica convencional. O dióxido de carbono e o laser dopado com neodímio: Ítrio-Alumínio-Garnet (Nd:YAG) foram previamente aprovados para o tratamento de tecidos moles em periodontologia devido à sua capacidade superior de ablação de tecidos moles, ao mesmo tempo que têm um forte efeito hemostático e bactericida. No entanto, quando estes lasers são utilizados em tecidos dentários duros, ocorrem danos térmicos significativos, especialmente a alta energia, tornando-os inadequados para o tratamento de tecidos duros. Discutiram que o laser Er:YAG (erbium-doped:yttrium aluminium garnet) desenvolvido em

medicina dentária é capaz de ablacionar tanto tecidos moles como duros e que o laser Er:YAG pode ser utilizado para o tratamento de tecidos duros periodontais, como o desbridamento da superfície radicular, bem como para o tratamento de tecidos moles. Os autores concluíram que, embora a utilização de lasers para curetagem subgengival e remoção de cálculos no tratamento de bolsas periodontais esteja a aumentar na prática, os estudos científicos que indicam resultados clínicos positivos dos lasers são ainda insuficientes. São necessários mais estudos básicos e clínicos, tais como ensaios controlados aleatórios, para investigar os efeitos reais e a eficácia dos lasers em comparação com o tratamento convencional, bem como os efeitos secundários negativos.

[30]**Chandu A et al. 2005** discutiram a utilização do laser de dióxido de carbono no tratamento de manchas brancas orais: resultados e factores que influenciam a recorrência. Quarenta e três pacientes (idade média 60,3 ± 13,6 anos) com 73 leucoplasias orais primárias foram analisados quanto aos resultados e aos factores que afectam a sobrevivência. Foram encontradas lesões displásicas na maioria dos doentes. A proporção entre homens e mulheres foi de 1,7:1. 74% dos doentes eram ex-fumadores ou fumadores actuais, 27% consumiam álcool e 31% continuaram a fumar após o tratamento. O tempo médio de observação foi de 47,2 ± 28,2 meses (intervalo de 2-102 meses). A sobrevivência livre de doença foi de 55,4 % após 3 anos e desceu para 33,9 % após 5 anos. A taxa de transformação maligna foi de 7,3 %. Não foram encontrados factores de prognóstico significativos na análise univariada, mas o consumo de álcool (P = 0,034) e a doença maligna anterior (P = 0,018) revelaram-se indicadores de prognóstico significativos na análise multivariada. O risco relativo foi mais elevado para doenças malignas anteriores, tabagismo continuado e consumo de álcool.

[31]**Vesnaver A e Dovsak D A 2006** avaliaram o valor clínico do tratamento de lesões vasculares na cabeça e no pescoço com o laser Nd:YAG. Foi realizado um estudo prospetivo durante um período de 4 anos em 111 doentes com lesões vasculares na região da cabeça e do pescoço. Estes foram tratados com o laser de Nd:YAG por fotocoagulação. [22]Destes, 96 tinham lesões pequenas com um diâmetro de superfície inferior a 3x3 cm e 5 tinham lesões grandes com um diâmetro de superfície superior a 3x3 cm. O laser utilizado foi o componente Nd:YAG do laser combinado Er:YAG/Nd:YAG Twinlight (Fotona, Ljubljana, Eslovénia). As definições de potência situavam-se na gama de 8,00-12,00 W por impulso, frequências de impulso de 35-55 Hz e durações de impulso (auto-ajustadas) de 125-150 ms. O comprimento de onda era constante de 1064 nm e o diâmetro da fibra ótica era de 320 mm. Durante o tratamento, a ponta da fibra esteve em contacto direto ou muito próximo com a superfície do tecido. Em casos raros de hemorragia ligeira, o modo foi alterado para o modo desfocado e a ponta da fibra foi afastada 1-2 cm da superfície do tecido para obter hemostase. Durante o tratamento, os limites da lesão foram primeiro demarcados na mucosa com uma margem de segurança de 1-2 mm. De seguida, a lesão foi sistematicamente pintada. Observou-se a contração e o branqueamento e foram efectuadas mais uma ou duas passagens. Todos os doentes foram cuidadosamente acompanhados até à cicatrização completa, tendo sido também registadas quaisquer complicações. Em ambos os grupos de doentes, a morte dos tecidos ocorreu num prazo de 2-3 dias. O tempo de cicatrização foi de 2-3

semanas para as lesões pequenas e de 3-4 semanas para as lesões grandes. Ocorreram complicações menores em três doentes com lesões pequenas e num doente com uma lesão grande. Concluíram, portanto, que o laser Nd:YAG é uma ferramenta segura e eficaz para o tratamento de lesões vasculares.

[32]**Huang I Y et al. 2007** apresentaram um relatório sobre o tratamento de mucoceles do lábio inferior com o laser de dióxido de carbono. O objetivo deste relatório foi avaliar o resultado e as complicações do tratamento de numerosos doentes com mucocele do lábio inferior utilizando a vaporização a laser de dióxido de carbono. O estudo incluiu 82 pacientes com mucocele do lábio inferior confirmada por biópsia, tratados com vaporização a laser de CO2 de janeiro de 1999 a dezembro de 2003; foram recolhidos dados sobre recorrências e complicações. Verificou-se que a recidiva ocorreu em 2 casos e que as complicações foram raras, para além de um ligeiro desconforto. Um doente sentiu dormência temporária no local da cirurgia. Não houve hemorragia e a cicatrização foi mínima. Concluíram que a vaporização com laser de CO2 é eficaz para o tratamento da mucocele do lábio inferior e tem poucas complicações. Uma vez que o tempo de operação é mais curto do que com o método de excisão, é particularmente adequado para crianças e para doentes menos cooperantes com esta lesão.

[33]**Van Der Hem P S et al, 2008** avaliaram o tratamento do líquen plano oral com vaporização a laser de CO2. No período de 1975 a 2003, um grupo de 21 pacientes com 39 lesões de líquen plano oral que causavam dor mesmo após terapia conservadora foram tratados com vaporização a laser de CO2. Foram utilizados vários sistemas de laser de CO2 com as mesmas propriedades físicas: Sharplan 791, Cavitron e Sharplan 40 C.

O laser estava equipado com um micromanipulador, um microscópio cirúrgico (Zeiss Opmi 1) e um endoscópio com um espelho de aço inoxidável de 45° acoplado ao micromanipulador, o que oferecia a vantagem de uma ampliação ótica e um sistema estável para direcionar o feixe de laser para a área de tratamento, proporcionando um excelente controlo do procedimento. O tratamento foi efectuado movendo um ponto de laser de CO2 ligeiramente desfocado de aproximadamente 1 mm ao longo da lesão e continuando a vaporização até atingir o tecido conjuntivo submucoso. Foi criada uma margem de aproximadamente 3 mm à volta da lesão visível. Foi utilizada uma potência de saída de 15-20 W e a desfocalização do feixe foi conseguida através de uma lente ajustável no micromanipulador. A energia fornecida à lesão foi de 1,5-2,0 J/mm2. O Sharplan 40 C foi utilizado com um dispositivo de varrimento (Surgitouch) ligado ao microscópio cirúrgico de modo a poder É possível focar o raio laser e utilizar um tempo de exposição muito curto para reduzir a carbonização. Verificaram que, durante um período de seguimento de 1 a 18 anos (média de 8 anos), 21 doentes (85%) não tiveram dores e 6 doentes (15%) sofreram uma recidiva dolorosa após o tratamento. Não se registaram queixas após um novo tratamento com vaporização por laser de CO2. Por conseguinte, concluíram que a vaporização com laser de CO2 pode levar a uma remissão dos sintomas a longo prazo em doentes cuja condição não responde aos corticosteróides tópicos e pode mesmo ser o tratamento de primeira escolha em doentes com líquen plano oral doloroso.

[34]**Neukam F.W. e Stelzle F 2010** analisaram o tumor a laser

tratamento em cirurgia oral e maxilofacial. Discutiram a utilização de lasers como uma opção de tratamento fiável para o cancro da cavidade oral, bem como para lesões pré-cancerosas, e examinaram diferentes tipos de lasers utilizados na cirurgia oral e maxilofacial para o tratamento de tumores, tais como o laser de dióxido de carbono, o laser Er:YAG, o laser Nd:YAG e o laser KTM. Os autores observaram que a utilização de lasers na cirurgia de tumores tem várias vantagens, como o corte preciso, a assistência na hemostase, a cicatrização reduzida, a redução da dor e do inchaço pós-operatórios, pelo que pode ser combinada com a cirurgia endoscópica, microscópica e robótica. No entanto, a cirurgia a laser tem algumas desvantagens significativas: Ao contrário das incisões convencionais com bisturis, o cirurgião não recebe qualquer feedback durante a ablação por laser. Não existe uma sensação de profundidade e de especificidade dos tecidos numa incisão a laser, o que aumenta o risco de danos iatrogénicos nos nervos e nos grandes vasos sanguíneos. No futuro, estes problemas poderão ser resolvidos por um mecanismo de feedback ótico que permita a ablação a laser específica do tecido. Foram feitas tentativas iniciais para efetuar a diferenciação ótica de tecidos à distância. Além disso, a deteção ótica de tumores em tempo real durante a cirurgia a laser permitiria uma ressecção do cancro muito precisa e sem complicações, o que melhoraria a preservação dos órgãos e, consequentemente, a qualidade de vida dos doentes com cancro na região da cabeça e do pescoço.

[35]**Ibarguren I C et al, 2010** avaliaram histologicamente os danos térmicos nos tecidos moles causados pelos lasers de CO2, Er, Cr:YSGG e de díodo. Foram utilizadas amostras de mucosa oral de suínos para realizar este estudo. As amostras foram irradiadas com o laser de Er, Cr:YSGG - Waterlase (Biolase Technology, Inc., San Clemente, CA, EUA) a um comprimento de onda de 2780 nm. A potência de saída do laser varia de 0 a 20 W, com uma frequência não variável de 20 Hz e um modo pulsado. O dispositivo está equipado com um spray de arrefecimento água-ar ajustável que pode ser medido em percentagem. Foram utilizados cinco parâmetros de emissão diferentes - a 1 W com e sem pulverização de água/ar, a 2 W com e sem pulverização de água/ar e a 4 W com pulverização de água/ar, com laser de CO2 a 1 W, 2 W, 10 W, 20 W em modo contínuo e 20 W em modo pulsado e laser de díodo a 2 W, 5 W e 10 W em modo pulsado. O efeito térmico foi avaliado pela largura do tecido danificado adjacente à incisão, que foi corado positivamente para tecido hialinizado com hematoxilina-eosina e tricrómio de Masson. Além disso, as alterações histológicas no tecido irradiado foram descritas utilizando escalas de classificação subjectivas. Verificou-se que os lasers analisados desenvolveram um amplo espetro de danos térmicos com diferenças significativas entre os grupos. As amostras com menor efeito térmico foram as irradiadas com lasers de Er, Cr:YSGG utilizando spray de água/ar, seguidas pelos lasers de CO2 e de díodo. Concluíram que os parâmetros de emissão de cada sistema laser podem afetar o dano térmico dos tecidos moles, mas que o comprimento de onda de cada laser determina as características da taxa de absorção de cada tecido e o efeito térmico.

[36]**Kotlow L 2011** analisou o diagnóstico e o tratamento da anquiloglossia e da frénula maxilar ligada em bebés utilizando lasers de diodo Er:YAG e 1064. Discutiram que as condições orais como a anquiloglossia e a frénula maxilar ligada (frénula labial) são comuns em recém-nascidos e estão associadas a

problemas que podem estar relacionados com a amamentação. Quando uma avaliação clínica indica que é necessária uma revisão do frénulo lingual e da fixação do lábio superior, pode ser utilizado o laser de díodo semicondutor InGaAsP 1064, um laser para tecidos moles com uma vasta gama de definições de ondas de pulso, e o laser para tecidos moles e duros Er:YAG 2940 Free Running Pulsed (FRP), que tem cinco durações de pulso diferentes e também pode cortar osso, se necessário. Nos casos de anquiloglossia, a cabeça do bebé é estabilizada colocando a mão não operada do cirurgião sobre a testa do bebé e utilizando a mesma mão para abrir a boca e obter acesso à área lingual. Em alternativa, pode ser utilizado um diretor com ranhuras para obter acesso ao frénulo lingual. O laser é então colocado no centro do fraenum e o tecido é removido tão para trás quanto necessário. Em alguns casos, pode ser necessária uma segunda revisão se os exercícios de alongamento não forem seguidos. É removido tecido suficiente para permitir que um dedo se mova facilmente de um lado para o outro do pavimento da boca. Uma vez terminado o procedimento, a criança é autorizada a chupar um rolo de algodão embebido em água açucarada. Por fim, o autor concluiu que a utilização de lasers para corrigir estas anomalias pode proporcionar alívio tanto para o bebé como para a mãe e permitir uma amamentação melhor e sem dor, sem necessidade de levar o bebé para o bloco operatório ou de o submeter a anestesia geral.

[37]**Kusek E R 2011** realizou um estudo para investigar o efeito de um laser de érbio na utilização de fotoacústica para reduzir as bactérias em locais de osteotomia infectados por patologia apical após a colocação imediata de implantes. Foram seleccionados 10 pacientes, com idades compreendidas entre os 43 e os 61 anos, com fracturas radiculares, apicoectomia falhada, preenchimento incompleto do canal radicular e reabsorção interna, todos com necessidade de extração, para colocação imediata de implantes pós-extração. Os critérios de inclusão para o procedimento foram a presença de osso para estabilização do implante, infeção crónica ou inflamação na área de tratamento e doenças sistémicas que contra-indicam a cicatrização óssea à volta dos implantes com abordagens convencionais. Em cada caso, foram efectuados moldes para o fabrico de um pilar e de uma coroa personalizados, a colocar dentro de 3 meses. De seguida, foi utilizada a terapia laser YSGG para estimular o tecido queratinizado à volta do implante. A fotomodulação (LaserSmile, Biolase Technology) foi efectuada no modo pulsado com uma potência de 1,5 watts e uma duração de 30 segundos. A cicatrização ocorreu em todos os 10 casos sem quaisquer problemas. Em 9 dos 10 casos, registou-se uma redução notável das bactérias anaeróbias e não foram encontradas espécies virulentas específicas nas culturas. Finalmente, o autor concluiu que esta técnica oferece uma oportunidade imediata de colocar implantes dentários num local infetado após os tratamentos a laser acima mencionados. Utilizando métodos convencionais, teria sido necessário três vezes mais tempo para concluir o tratamento nestes casos do que com esta técnica assistida por laser.

[2]**Verma S K et al. (2012) apresentaram uma panorâmica da** utilização de lasers em medicina dentária como uma ferramenta inovadora na prática dentária moderna. Discutiram a utilização de lasers em diferentes áreas e observaram que os lasers são utilizados em aplicações de tecidos duros para a prevenção de cáries, branqueamento, remoção e polimerização de restaurações,

preparação de cavidades, hipersensibilidade da dentina, modulação do crescimento e para fins de diagnóstico, enquanto as aplicações em tecidos moles incluem a cicatrização de feridas, a remoção de hipertrofia e a modulação do crescimento, modulação do crescimento e para fins de diagnóstico, enquanto as aplicações em tecidos moles incluem a cicatrização de feridas, a remoção de tecido hiperplásico para expor dentes impactados ou parcialmente erupcionados, a terapia fotodinâmica para doenças malignas e a fotoestimulação de lesões herpéticas. A utilização de lasers tem-se revelado uma ferramenta eficaz para aumentar a eficiência, a especificidade, a simplicidade, o custo e o conforto do tratamento dentário. Os autores concluem que, após décadas de desenvolvimento, a tecnologia laser para a cirurgia de tecidos duros e moles atingiu um elevado nível de desenvolvimento até à data, sendo possíveis novas melhorias. O campo das reacções fotoquímicas baseadas no laser encerra um grande potencial para outras aplicações, nomeadamente para o tratamento orientado de células, agentes patogénicos ou moléculas específicas. Outro domínio em que se espera um crescimento no futuro é a combinação de técnicas laser de diagnóstico e terapêuticas. Olhando para o futuro, espera-se que certas tecnologias laser se tornem componentes essenciais da prática dentária moderna durante a próxima década.

[38]**Iyamu N I et al. 2013** compararam o laser de díodo de 810 nm com a cirurgia convencional em procedimentos ortodônticos de tecidos moles. O objetivo do estudo foi comparar a utilização do laser de díodo de 810 nm com a cirurgia convencional no tratamento de problemas nos tecidos moles mucogengivais associados ao tratamento ortodôntico. Verificou-se que apenas 2 (16,7%) dos procedimentos realizados com o laser de tecidos moles necessitaram de anestesia infiltrativa, em comparação com 10 (90,9%) com a cirurgia convencional, e isso foi significativo (P<0,001). A dor pós-operatória foi significativamente menor em todos os casos tratados com o laser de díodo (P<0,001). Verificou-se também uma diferença significativa (P<0,05) na hemorragia pós-operatória em todos os casos tratados com o laser de díodo. Não foram utilizadas suturas em todos os casos de tecidos moles tratados com o laser de díodo, o que foi significativo (P<0,001). Não houve diferença estatisticamente significativa no tempo de tratamento com o uso do laser em relação à cirurgia convencional. Concluíram que os pacientes ortodônticos tratados com o laser de diodo necessitaram de menos anestesia infiltrativa, menos sangramento durante e após a cirurgia, hemostasia pós-operatória mais rápida, não foram necessárias suturas e o conforto pós-operatório e a cicatrização melhoraram.

[39]**Asnaashari M. e Zadsirjan S., 2014,** analisaram a aplicação de lasers na cirurgia oral. Apresentaram uma panorâmica dos diferentes tipos de lasers, que são classificados de acordo com vários factores, incluindo a classificação de acordo com o meio laser ativo, como gás, líquido, estado sólido e semicondutor, que identifica e diferencia o tipo de feixe laser emitido. Discutiram que os recentes desenvolvimentos rápidos na tecnologia laser e uma melhor compreensão das biointeracções dos diferentes sistemas laser expandiram a utilização clínica dos lasers em medicina dentária. Os lasers normalmente utilizados em procedimentos orais são o $CO_2$, a família Er. família, lasers de díodo e Nd:YAG. Os lasers de baixa intensidade são também utilizados para apoiar os

processos de desinfeção e cicatrização. Os investigadores investigaram as aplicações destes lasers na remoção de várias lesões da mucosa oral, tais como leucoplasia oral, líquen plano, grânulos de Fordyces, displasia oral, melanoma oral, rânula, mucocele, linfangioma, hemangioma e cancro oral e concluíram que estes lasers são muito eficazes.

**[4]Lal K et al. (2015)** apresentaram uma panorâmica dos benefícios dos lasers na cirurgia oral e maxilofacial. Discutiram que os lasers são utilizados na terapia periodontal inicial, em procedimentos cirúrgicos orais e também no tratamento de implantes, tendo registado rápidos avanços tecnológicos desde a sua criação na década de 1960. Atualmente, os sistemas de laser e a sua utilização em medicina dentária, especialmente em cirurgia oral, estão em constante aperfeiçoamento. As vantagens específicas dos lasers residem na incisão dos tecidos, na coagulação durante a cirurgia e nos benefícios pós-operatórios. O advento dos lasers de comprimento de onda variável e a sua utilização generalizada no tratamento de lesões orais podem afetar o resultado e o planeamento do tratamento dos pacientes. Os autores concluíram que o avanço exponencial da tecnologia laser permitiu que os cirurgiões orais e maxilofaciais tratassem lesões que anteriormente eram consideradas intratáveis e que produziam maus resultados. Milhares de pacientes, incluindo crianças, beneficiaram da tecnologia laser. No futuro, espera-se que novas melhorias na tecnologia laser provoquem uma mudança revolucionária no tratamento de lesões orais.

Um laser é um feixe de luz monocromático, colimado, coerente e intenso que é gerado pela emissão estimulada de radiação de uma fonte de luz.[39] O termo LASER é um acrónimo de "Light Amplification By The Stimulated Emission Of Radiation" (amplificação da luz por emissão estimulada de radiação).[1]

Os lasers diferem de outras fontes de luz pela sua coerência. A coerência espacial é normalmente caracterizada pelo facto de a saída ser um feixe estreito que é limitado pela difração. Os feixes laser podem ser focados num ponto muito pequeno, resultando numa irradiância muito elevada, ou podem ter uma divergência muito baixa para concentrar a sua potência numa grande distância.[1]

Por coerência temporal entende-se uma onda polarizada com uma frequência única cuja fase está correlacionada ao longo de uma distância relativamente longa (o comprimento de coerência) ao longo do feixe. Um feixe gerado por uma fonte de luz térmica ou outra fonte de luz incoerente tem uma amplitude e uma fase instantâneas que variam aleatoriamente em função do tempo e da posição, pelo que tem um comprimento de coerência curto.[1]

Os lasers são caracterizados de acordo com o seu comprimento de onda no vácuo. A maioria dos "lasers de comprimento de onda único" gera, de facto, radiação em vários modos com frequências (comprimentos de onda) ligeiramente diferentes, muitas vezes não numa única polarização.[1]

Na utilização moderna, o termo "luz" abrange a radiação electromagnética de qualquer frequência, e não apenas a luz visível, daí os termos lasers de infravermelhos, lasers de ultravioletas, lasers de raios X, lasers de raios gama, etc.[40]

## PROJECTO LASER

Um laser é constituído por um meio de amplificação, um mecanismo para a sua excitação e feedback ótico. O meio de ganho é um material com propriedades que lhe permitem amplificar a luz através de emissão estimulada. A luz de um determinado comprimento de onda que passa pelo meio de amplificação é amplificada (a potência aumenta).[1]

Para que o meio de amplificação amplifique a luz, tem de lhe ser fornecida energia num processo conhecido como bombagem. A energia é normalmente fornecida como uma corrente eléctrica ou como luz com um comprimento de onda diferente. A luz de bombagem pode ser fornecida por uma lâmpada de flash ou por outro laser.

O tipo mais comum de laser utiliza a retroação de um ressonador ótico - um par de espelhos em cada extremidade do meio de amplificação. A luz salta para trás e para a frente entre os espelhos, passa através do meio de amplificação e é amplificada de cada vez. Regra geral, um dos dois espelhos, o acoplador de saída, é parcialmente transparente. Uma parte da luz escapa através deste espelho. Dependendo da conceção do ressoador, a luz que sai do laser pode espalhar-se ou formar um feixe estreito. Por analogia com os osciladores electrónicos, este dispositivo é por vezes designado por oscilador laser.[1]

## FÍSICA DE LASER
**Emissão estimulada -**

De acordo com a visão clássica, a energia de um eletrão que orbita um núcleo atómico é tanto maior quanto maior for a sua distância ao núcleo. No entanto, os efeitos da mecânica quântica obrigam os electrões a ocupar posições discretas nas orbitais. Por conseguinte, os electrões estão localizados em determinados níveis de energia de um átomo, dois dos quais são mostrados na FIG. 1A,B.

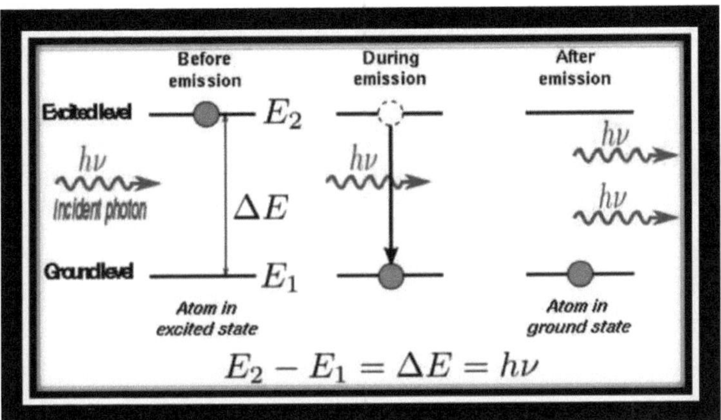


## FIG. 1A - EMISSÃO ESTIMULADA

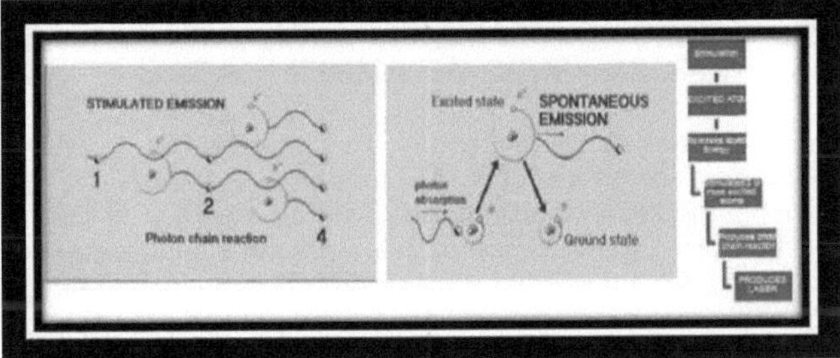


## FIG. 1B - EMISSÃO ESTIMULADA E ESPONTÂNEA

Quando um eletrão absorve energia da luz (fotões) ou do calor (fotões), recebe esto quantum de energia incidente. No entanto, as transições só são permitidas entre níveis de energia discretos. Isto dá origem a linhas de emissão e linhas de absorção.Quando um eletrão é excitado de um nível de energia inferior para um nível de energia superior, não permanece nesse estado para sempre. Um eletrão num estado excitado pode decair para um estado de energia inferior, que não está ocupado, de acordo com uma certa constante de tempo que caracteriza esta transição. Se esse eletrão decair sem influência externa e emitir um fotão, é designado por "emissão espontânea".[1]

**Meio de reforço e cavidade -**

O meio de ganho é levado a um estado excitado por uma fonte de energia externa. Na maioria dos lasers, este meio é constituído por uma população de átomos que foram colocados nesse estado por uma fonte de luz externa ou por um campo elétrico que fornece energia aos átomos para os absorver e transferir para o seu estado excitado.

O meio de ganho de um laser é normalmente um material de pureza, tamanho, concentração e forma controlados que amplifica o feixe através do processo de emissão estimulada acima descrito. Este material pode estar em qualquer estado: gasoso, líquido, sólido ou plasma. O meio de amplificação absorve a energia da bomba, que eleva alguns electrões a estados quânticos mais energéticos ("excitados"). As partículas podem interagir com a luz, quer absorvendo quer emitindo fotões. (FIG. 2A)

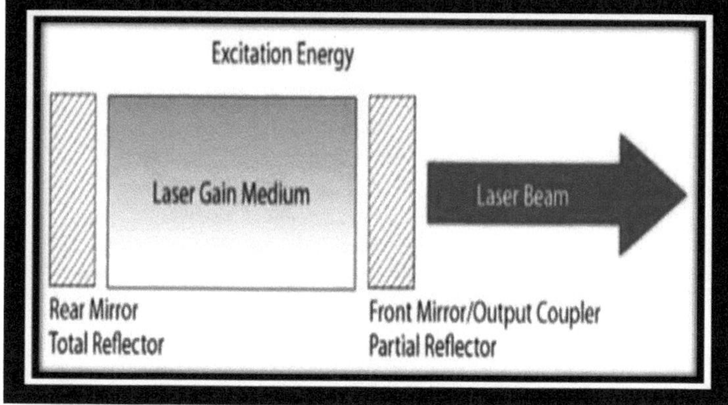


## FIG. 2A - MEIO DE AMPLIFICAÇÃO

A emissão pode ser espontânea ou estimulada. Neste último caso, o fotão é emitido na mesma direção que a luz que passa. Se o número de partículas num estado excitado exceder o número de partículas num estado de energia inferior, ocorre uma inversão da população e a quantidade de emissão estimulada devido à luz que passa é maior do que a quantidade de absorção. Consequentemente, a luz é amplificada. Sobpara que seja criado um amplificador ótico. Se um amplificador ótico for colocado numa câmara de ressonância ótica, o resultado é um oscilador laser.[1]

**Luz emitida -**

dos lasers depende de um feixe cuja potência de saída é constante ao longo do tempo. Um laser deste tipo é designado por laser de onda contínua (CW). Muitos tipos de laser podem funcionar em modo de onda contínua para satisfazer uma tal aplicação.

**Funcionamento por impulsos -**

O funcionamento pulsado dos lasers refere-se a qualquer laser que não seja classificado como laser de onda contínua, de modo a que a potência ótica ocorra em impulsos de uma duração específica a uma taxa de repetição específica. Isto abrange uma vasta gama de tecnologias para uma série de modificações. Alguns lasers são pulsados simplesmente porque não podem ser operados em modo contínuo.

# CAPÍTULO 4 HISTÓRIA

Albert Einstein explicou pela primeira vez a teoria da emissão estimulada em 1917, que constituiu a base do laser.[41] Albert Einstein criou a base teórica do laser e do maser no seu tratado Sobre a Teoria Quântica da Radiação, ao derivar a lei da radiação de Max Planck, que se baseia concetualmente em coeficientes de probabilidade (coeficientes de Einstein) para a absorção, emissão espontânea e emissão estimulada da radiação electromagnética. Em 1928, Rudolf W. Ladenburg confirmou a existência dos fenómenos de emissão estimulada e de absorção negativa. Em 1939, Valentin A. Fabrikant previu a utilização da emissão estimulada para amplificar ondas "curtas". Em 1947, Willis E. Lamb e R. C. Retherford descobriram a emissão estimulada aparente nos espectros do hidrogénio e efectuaram a primeira demonstração da emissão estimulada.[1]

Em 1950, Alfred Kastler (Prémio Nobel da Física de 1966) propôs o método de bombagem ótica, que foi confirmado experimentalmente dois anos mais tarde por Brossel, Kastler e Winter.[42]

**Burl -**

Em 1951, Joseph Weber apresentou um artigo sobre a utilização de emissões estimuladas para produzir um amplificador de micro-ondas na Conferência de Investigação de Tubos de Vácuo do Instituto de Engenheiros de Rádio, em Ottawa, em junho de 1952.[43]

Em 1953, Charles Hard Townes e os seus alunos James P. Gordon e Herbert J. Zeiger produziram o primeiro amplificador de micro-ondas, um dispositivo que funcionava segundo princípios semelhantes aos de um laser, mas que amplificava a radiação de micro-ondas em vez da radiação infravermelha ou visível. O maser de Townes não era capaz de produzir continuamente. Na União Soviética, Nikolay Basov e Aleksandr Prokhorov trabalharam independentemente num oscilador quântico e resolveram o problema da potência de saída contínua utilizando mais de dois níveis de energia. Em 1955, Prokhorov e Basov propuseram o bombeamento ótico de um sistema com múltiplos níveis de energia como método para obter a inversão da população, que mais tarde se tornou o principal método de bombeamento laser.[1]

Townes relata que vários físicos importantes - incluindo Niels Bohr, John von Neumann e Llewellyn Thomas - eram da opinião de que o maser violava o princípio da incerteza de Heisenberg e, por conseguinte, não podia funcionar. Outros, como Isidor Rabi e Polykarp Kusch, consideravam que era impraticável e que não valia a pena o esforço.[44] Em 1964, Charles H. Townes, Nikolay Basov e Aleksandr Prokhorov partilharam o Prémio Nobel da Física "pelo trabalho fundamental no domínio da eletrónica quântica, que conduziu à construção de osciladores e amplificadores baseados no princípio maser-laser".

**Laser -**

Em 1957, Charles Hard Townes e Arthur Leonard Schawlow, então nos Laboratórios Bell, iniciaram um estudo sério do laser de infravermelhos. No desenvolvimento das suas ideias, abandonaram a radiação infravermelha e concentraram-se na luz visível. O conceito foi inicialmente designado por "maser ótico". Em 1958, os Laboratórios Bell registaram um pedido de patente para a sua proposta de um maser ótico, e Schawlow e Townes apresentaram um manuscrito com os seus cálculos teóricos.

Ao mesmo tempo, Gordon Gould, um estudante licenciado na Universidade de Columbia, estava a trabalhar numa dissertação sobre os níveis de energia do tálio excitado. Quando Gould e Townes se encontraram, falaram sobre emissão de radiação como um tópico geral; depois, em novembro de 1957, Gould escreveu as suas ideias para um "laser", incluindo a utilização de um ressoador aberto.[1]

Numa conferência em 1959, Gordon Gould publicou o termo LASER no artigo The LASER, Light Amplification by Stimulated Emission of Radiation. [1]A intenção linguística de Gould era utilizar a partícula da palavra "-aser" como sufixo para descrever com precisão o espetro da luz emitida pelo dispositivo LASER; ou seja, raios X: xaser, ultravioleta: uvaser, etc.; nenhum dos termos pegou como termo autónomo, embora "raser" tenha sido brevemente popular para descrever dispositivos de alta frequência. Gould desenvolveu a ideia e solicitou uma patente em abril de 1959. O Gabinete de Patentes dos EUA rejeitou o seu pedido e concedeu uma patente aos Bell Labs em 1960. Este facto desencadeou uma batalha legal que durou vinte e oito anos e se centrou no prestígio científico e no dinheiro. Gould recebeu a sua primeira pequena patente em 1977, mas só em 1987 obteve a sua primeira vitória significativa num processo de patentes, quando um juiz federal ordenou ao Instituto de Patentes dos EUA que concedesse a Gould as patentes dos lasers de bombeamento ótico e de descarga de gás.[45]

Em 16 de maio de 1960, Theodore H. Maiman colocou o primeiro laser em funcionamento nos Hughes Research Laboratories, em Malibu, Califórnia. Ele estava à frente de várias equipas de investigação, incluindo Townes da Universidade de Columbia, Arthur Schawlow dos Bell Labs e Gould da empresa TRG (Technical Research Group).[46]

O laser funcional de Maiman utilizava um laser de estado sólido bombeado por uma lâmpada de flash

para gerar luz laser vermelha com um comprimento de onda de 694 nanómetros; no entanto, devido ao seu princípio de bombagem em três fases, o dispositivo só era adequado para funcionamento por impulsos. Mais tarde, nesse mesmo ano, o físico iraniano Ali Javan, William R. Bennett e Donald Herriott construíram o primeiro laser de gás com hélio e néon que podia funcionar continuamente na gama dos infravermelhos; Javan recebeu o Prémio Albert Einstein em 1993. Basov e Javan propuseram o conceito de díodo laser semicondutor.[1]

Em 1962, Robert N. Hall demonstrou o primeiro díodo laser feito de arsenieto de gálio, que emitia a 850 nm na região do infravermelho próximo do espetro. Mais tarde, nesse mesmo ano, Nick Holonyak Jr. demonstrou o primeiro laser de semicondutores com emissão visível. Este primeiro laser de semicondutores só podia ser utilizado em modo de feixe pulsado e quando arrefecido a azoto líquido (77 K).[1]

## COMPONENTES DOS LASERS (FIG. 3A)

1) Um meio ativo.
2) Uma fonte de energia externa.
3) Um ressonador ótico.[4]

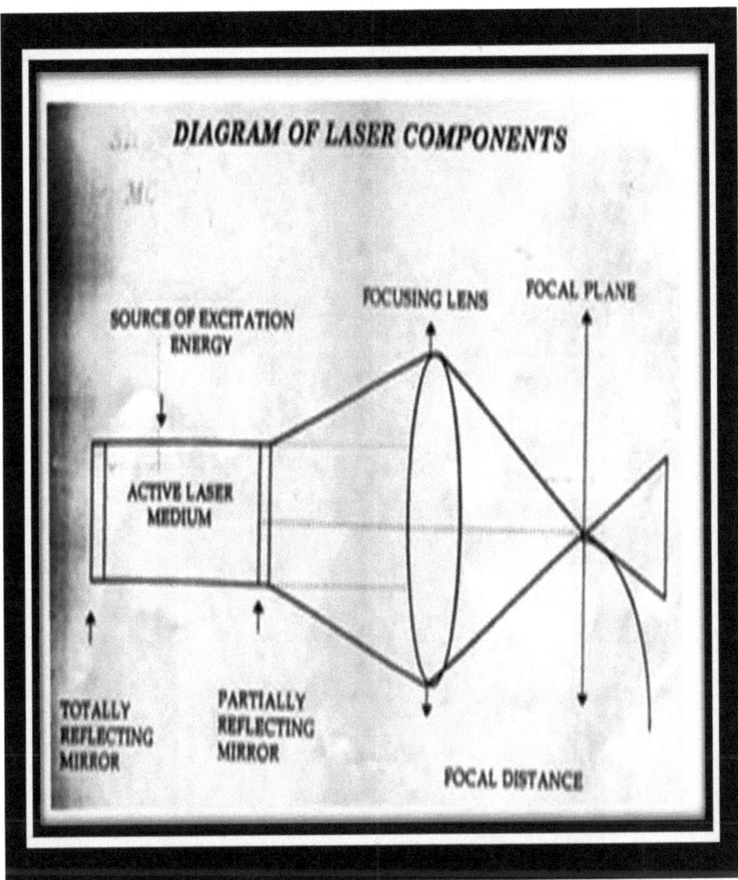


**FIG. 3A - COMPONENTES DO LASER**

## CLASSIFICAÇÃO DOS LASERS

Os lasers podem ser classificados de acordo com o seu espetro de luz, o material utilizado e a dureza, etc.

**Com base na condição do lucro médio -**

1) Estado sólido - por exemplo, Nd:YAG, Er:YAG, Er,Cr:YAG (FIG. 4A,B)

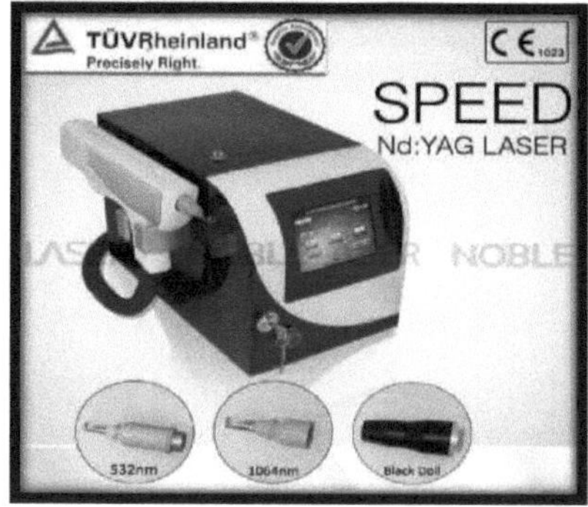

**FIG. 4A - LASER Nd:YAG**

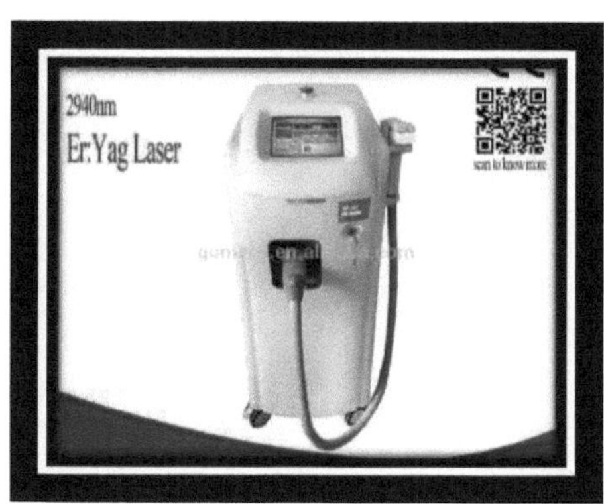

**FIG. 4B - Er:YAG-LASER**

2) Excimer - por exemplo - ArF, KrCl
3) Díodo -Eg. - GaAlAs

4) Gás - por exemplo, HeNe, árgon, CO2 (FIG. 5A,B)

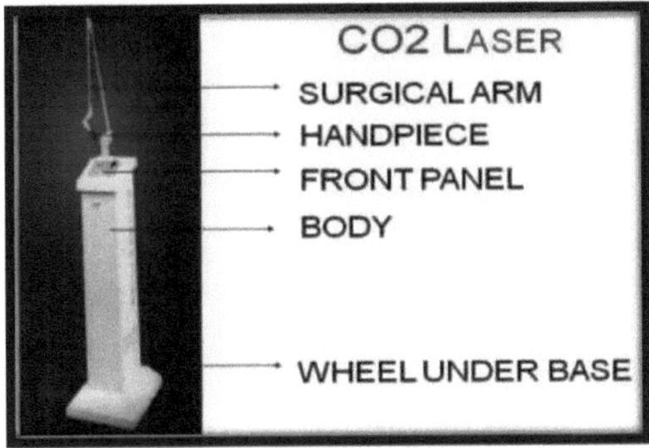


**FIG. 5A - LASER DE GÁS**

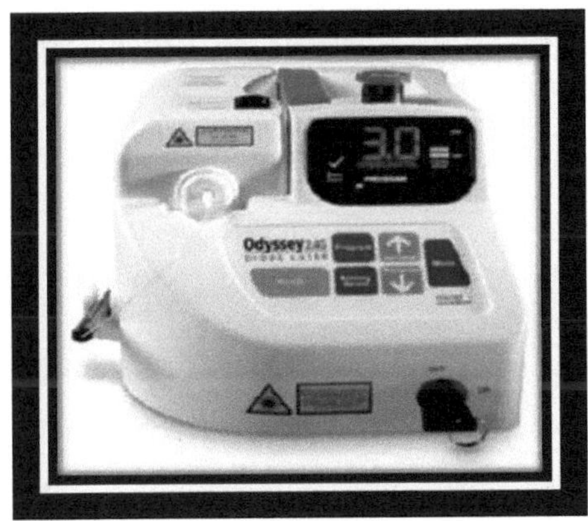


**FIG. 5B - LASER DE DÍODO**

**Podem ser classificadas como -**
1) Laser suave
2) Laser rígido.

**[6]Os lasers suaves atualmente em uso clínico são -**
1) Néon de hélio (He-N) a 632,8 nm (vermelho, visível).
2) Arsenieto de gálio (Ga-As) a 830 nm (infravermelhos, invisível).

**[6]Os lasers rígidos são -**
1) Laser de árgon (Ar) de 488 a 514 nm
2) Laser de dióxido de carbono ($CO_2$) a 10,6 micrómetros
3) Granada de alumínio ítrio dopada com neodímio
4) 4) (Nd:YAG) a 1,064 micrómetros.
5) Granada de alumínio e ítrio de hólmio (Ho:YAG) a 2:1 micrómetros.
6) Granada de érbio-crómio-ítrio-sénio-gálio (Er,Cr:YSGG) a 2,78 micrómetros.
7) Perovskite de neodímio-ítrio-alumínio (Nd:YAP) a 1340 nm.

**Tipos de lasers com base na energia de saída**
1) Baixa potência, suave ou terapêutica, p. ex. - Díodos de baixa potência
2) Alta potência, dura ou cirúrgica, por exemplo - $CO_2$, Nd:YAG, Er:YAG

**Com base no modo de vibração** (FIG. 6A) 1)
Onda contínua - por exemplo - $CO_2$, díodos
3) Ondas pulsadas - por exemplo - Nd: YAG, Er: YAG[3]

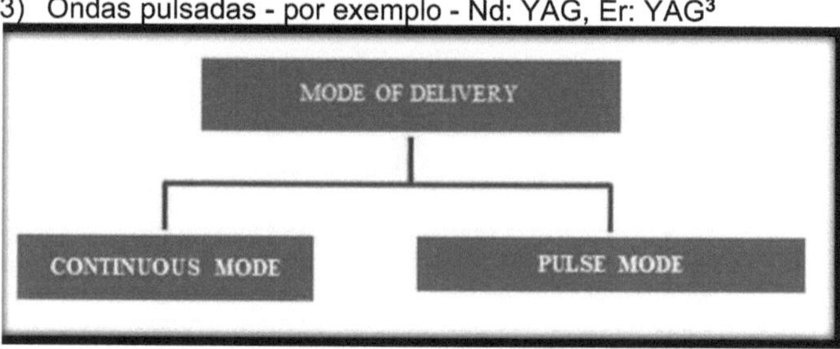


## FIG. 6A - TIPOS DE LASER BASEADOS NO MODO DE OSCILAÇÃO

Alguns autores compararam o laser de dióxido de carbono, a crioprobe com azoto líquido e a excisão com bisturi convencional na cicatrização de feridas no abdómen raspado de ratos. Após 14 dias, os três lasers

As feridas estavam completamente epitelizadas, tal como as feridas de bisturi. A ferida criocirúrgica ainda apresentava uma escara firme, indicando uma epitelização incompleta por baixo. Assim, descobriram que o laser de dióxido de carbono cirúrgico produz uma lesão previsível e de rápida cicatrização com uma resposta inflamatória mínima, o que pode ser muito benéfico em muitos procedimentos cirúrgicos orais e maxilofaciais.[13]

Alguns autores discutiram os danos térmicos nos tecidos moles causados pelos lasers de CO2, Er,Cr:YSGG e de díodo após avaliação histológica.

Verificou-se uma ampla gama de diferenças significativas entre os grupos, com o grupo do laser de díodo a apresentar os valores mais elevados de danos térmicos, seguido do grupo do CO2 e do grupo do Er,Cr:YSGG. No entanto, o calor gerado no tecido é difícil de avaliar e o resultado deste aumento de temperatura pode ser deduzido pela desnaturação e hialinização do tecido adjacente à área irradiada. Assim, este estudo mostra que os parâmetros de emissão de cada sistema laser podem afetar o dano térmico dos tecidos moles, mas o comprimento de onda de cada laser determina as características de absorção de cada tecido e o efeito térmico. [35]

## PRECAUÇÕES ANTES E DURANTE A RADIOTERAPIA[7]

1) Usar óculos de proteção para proteger os olhos (doente, operador e assistente).
2) Prevenção da irradiação acidental (ação em modo sem contacto).
3) Proteger os olhos, a garganta e os tecidos orais do doente fora da área alvo.
4) Utilizar panos de gaze húmidos para evitar os reflexos das superfícies metálicas brilhantes.
5) Assegurar uma evacuação adequada a alta velocidade.

## APLICAÇÕES DOS DIFERENTES TIPOS DE LASER

Existem diferentes tipos de lasers (FIG. 7A). Os recentes desenvolvimentos rápidos na tecnologia laser e uma melhor compreensão das biointeracções dos diferentes sistemas laser expandiram a utilização clínica dos lasers em medicina dentária.[47]

| Laser type | Construction | Wavelength(s) | Delivery system(s) |
| --- | --- | --- | --- |
| Argon | Gas laser | 488, 515 nm | Optical fiber |
| KTP | Solid state | 532 nm | Optical fiber |
| Helium–neon | Gas laser | 633 nm | Optical fiber |
| Diode | Semiconductor | 635, 670, 810, 830, 980 nm | Optical fiber |
| Nd:YAG | Solid state | 1064 nm | Optical fiber |
| Er, Cr:YSGG | Solid state | 2780 nm | Optical fiber |
| Er:YAG | Solid state | 2940 nm | Optical fiber, waveguide, articulated arm |
| $CO_2$ | Gas laser | 9600, 10600 nm | Waveguide, articulated arm |

## FIG. 7A - DIFERENTES LASERS UTILIZADOS EM MEDICINA DENTÁRIA

Alguns autores investigaram os efeitos de diferentes bisturis de laser de contacto Nd:YAG na pele e no tecido adiposo subcutâneo de suínos, utilizando diferentes definições de potência. Este estudo mostrou diferenças significativas no dano tecidular com diferentes combinações de bisturi e potência. Todos os bisturis laser causaram uma destruição tecidular significativamente maior do que o bisturi de aço, exceto na gordura subcutânea no dia 0, onde não foram observadas diferenças significativas entre os dois bisturis mais pequenos a 14 W e 18 W e o bisturi de aço, mas no dia 14 não foram observadas diferenças significativas nos danos tecidulares entre os grupos de potência, apenas entre os grupos de bisturis. Foi obtida hemostase completa com todas as sondas de contacto em todas as definições de potência, tendo ocorrido hemorragia profusa após as incisões com o bisturi de aço, que cessou com o encerramento da ferida. Concluiu-se que o rápido desenvolvimento da tecnologia laser abrirá novas aplicações para a elevada precisão e os danos relativamente baixos nos tecidos dos bisturis de contacto, tornando-os uma ferramenta eficaz em dermatologia e cirurgia plástica quando utilizados em condições óptimas.[12]

**Tratamento dos problemas dos tecidos moles no âmbito de um tratamento ortodôntico**

Um aparelho ortodôntico na boca interfere com a higiene oral adequada e leva à acumulação de placa bacteriana, que pode resultar em inflamação periodontal, levando a um aumento gengival que requer um recontorno estético (FIG. 8A,B).[38]

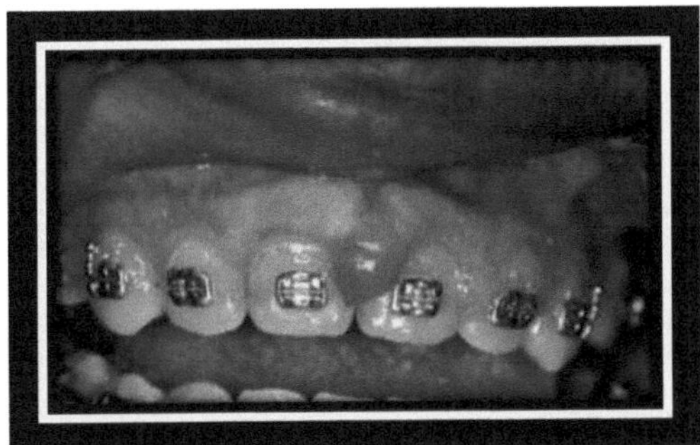

FIG. 8A - Gestão dos tecidos moles durante o tratamento ortodôntico (PRE OP)

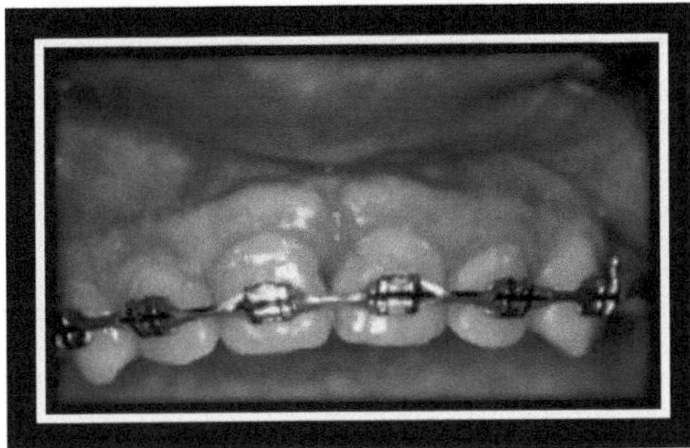

FIG. 8B - Gestão dos tecidos moles durante o tratamento ortodôntico
(POST OP)

Apenas alguns autores compararam o uso do laser de diodo de 810 nm com procedimentos cirúrgicos convencionais no tratamento de problemas nos tecidos moles mucogengivais associados ao tratamento ortodôntico. Neste estudo, 90,1% de todos os pacientes tratados com o laser de diodo foram tratados com anestesia tópica, em comparação com 9,1% dos procedimentos convencionais. Os autores encontraram uma diferença significativa (p<0,001) entre o uso do bisturi e do laser. Além disso, não foi necessária sutura e observou-se menor sangramento durante e após a cirurgia, rápida hemostasia pós-operatória, melhor bem-estar pós-operatório e melhor cicatrização. Poucos autores discutiram a utilização dos lasers de Nd:YAG e de diodo no tratamento cirúrgico de tecidos moles associados a tratamentos ortodônticos e verificaram que o laser de diodo para tecidos moles apresentou o menor tempo de tratamento, 5 minutos, quando comparado aos procedimentos cirúrgicos convencionais.

Procedimento devido a uma menor hemorragia durante a operação e a um tratamento pós-operatório rápido

hemostase cirúrgica.[38]

**Tratamento de tatuagens -**

O laser de fotocoagulação de árgon demonstrou ser eficaz para uma variedade de lesões vasculares cutâneas. O laser de árgon parece ser mais promissor do que outros lasers num estudo, mas não está certamente isento de problemas associados a outros tratamentos com laser. No entanto, 6 meses após o tratamento, a maioria das células pigmentares tinha desaparecido, a epiderme tinha-se reconstituído normalmente, a derme superior apresentava uma deposição uniforme de colagénio e os anexos cutâneos secundários, como os folículos pilosos, não estavam danificados. Assim, o laser de árgon mostrou resultados promissores como um método clínico eficaz para o tratamento de tatuagens (FIG. 9A,B). No entanto, as tentativas de tratamento de tatuagens com lasers de rubi, de rubi Q-switched ou de dióxido de carbono revelaram apenas uma eficácia mista. A descoloração subtotal do pigmento era comum e as cicatrizes hipertróficas eram frequentes.[8]

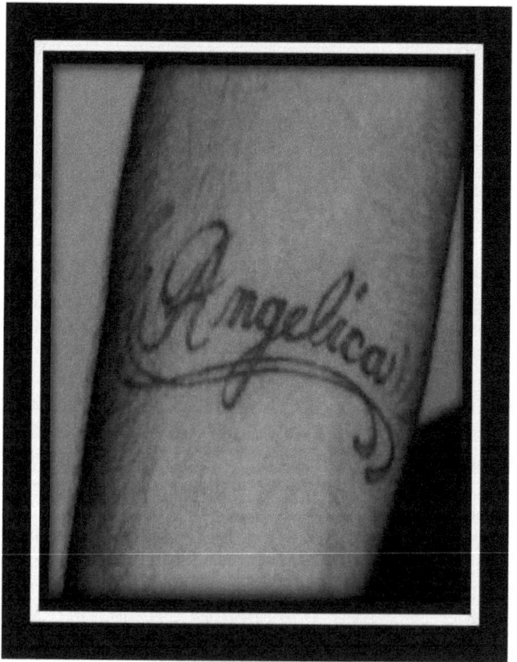

## FIG. 9A - TRATAMENTO DE TATUAGENS

## (PRE OP)

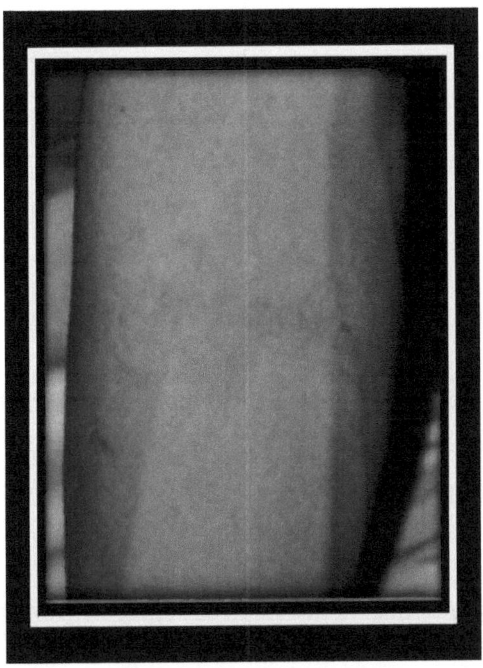

## FIG. 9B - TRATAMENTO DE TATUAGENS
## (PÓS-OPERATÓRIO)

**Tratamento da telangiectasia facial -**

Apenas alguns autores compararam e discutiram os lasers de vapor de cobre e de corante de lanterna no tratamento de telangiectasias faciais. Verificou-se que ambos os lasers removem satisfatoriamente as telangiectasias e a eficácia parece ser a mesma. 6 dos doentes consideraram o tratamento com o flashlamp laser mais doloroso e 5 consideraram o tratamento com o laser de cobre mais doloroso. Discutiram que o inchaço pós-operatório foi maior com o flashlamp dye laser do que com o laser de vapor de cobre e que a cicatrização demorou mais tempo com o flashlamp dye laser. Assim, concluíram que o laser de vapor de cobre tem várias vantagens sobre o laser de lâmpada de flash com corante, mas este último pode ainda ser utilizado para este fim se for o único laser disponível.[14]

**Aplicação de diagnóstico -**

O laser é utilizado tanto na prática clínica dentária como na investigação para fins de diagnóstico.[2] (FIG. 10A,B)

| Laser types Applications | Argon 488 nm | Helium-neon 633 nm | Diode 633 nm | Diode 655 nm | $CO_2$ 10600 nm |
|---|---|---|---|---|---|
| Laser fluorescence detection of dental caries | √ | | | √ | |
| Laser fluorescence detection of subgingival calculus (porphyrin) | | | | √ | |
| Detection of fissure caries lesions by optical changes | | | | | √ |
| Laser Doppler flowmetry to assess pulpal blood flow | | | √ | √ | |
| Scanning of phosphor plate digital radiographs | | √ | | | |
| Scanning of conventional radiographs for teleradiology | | √ | | | |

**FIG. 10A - APLICAÇÕES DE DIAGNÓSTICO DOS LASERS**

| Laser types Applications | Nd:YAG 1064nm | Er:YAG 2940 nm | Argon 488 nm and 515 nm | Helium-neon 633 nm | Diode 633 and 670 nm |
|---|---|---|---|---|---|
| Raman spectroscopic analysis of tooth structure | √ | | | | |
| Terahertz imaging of internal tooth structure | √ | | | | |
| Breakdown spectroscopic analysis of tooth structure | √ | √ | | | |
| Confocal microscopic imaging of soft and hard tissues | | | √ | | |
| Flow cytometric analysis of cells and cell sorting | | | √ | | |
| Profiling of tooth surfaces and dental restorations | | | | √ | √ |

**FIG. 10 B - APLICAÇÕES DE DIAGNÓSTICO DOS LASERS**

**Uvuloplastia -**

Foram experimentados vários tratamentos para os distúrbios respiratórios do sono. Um deles é a uvuloplastia assistida por laser, que está disponível desde 1990. Uma uvuloplastia assistida por laser de uma única fase para determinar a sua eficácia no tratamento do ressonar e da apneia obstrutiva do sono (AOS) ligeira tinha vantagens como evitar a anestesia geral, o mínimo ou nenhum sangramento, menos dor, custos mais baixos e taxas de sucesso potencialmente melhores. Os músculos elevadores do palato permanecem intactos e o palato eleva-se normalmente. No entanto, podem ocorrer determinadas complicações, como candidíase oral e insuficiência velofaríngea temporária, ao passo que com a uvulopalatofaringoplastia podem ocorrer complicações como hemorragia, insuficiência velofaríngea, alterações da voz e estenose nasofaríngea. A uvuloplastia assistida por laser é, portanto, um procedimento cirúrgico eficaz para o tratamento do ressonar e de alguns tipos de AOS.[25]

**Gengivectomia -**

Os doentes com condições hiperplásicas da gengiva podem ser tratados com gengivectomia a laser, uma vez que não é necessária cirurgia óssea. Alguns autores discutiram o uso da gengivectomia com laser de C02 para a hiperplasia da gengiva causada pela fenitoína em pacientes com deficiência mental. Verificou-se que a cicatrização é completa após 2 a 3 semanas e que o período pós-operatório, durante o qual os pacientes não precisam de ter um corpo estranho na boca sob a forma de um penso cirúrgico, é indolor e tem uma homeostase estável. O laser de CO2 é eficaz para a gengivectomia no crescimento gengival induzido pela fenitoína.[16]

# APLICAÇÕES DE VÁRIOS LASERS NA CAVIDADE ORAL FUNCIONAMENTO (FIG. 11A)

Different Types of Lasers used in oral surgery[3]

| Laser | Wavelength | Indications |
|---|---|---|
| Argon | 488 nm, 514 nm | Pigmented lesions, Vascular anom-alies, Plastic surgery |
| Diode | 620-900 nm | Periodontal surgery, Bleaching, Photodynamic therapy, Soft laser therapy, Other soft tissue proce-dures |
| CO2 | 10,600 nm | Soft tissue procedures |
| Nd:YAG | 1,064 nm | Soft tissue procedures, Periodontal surgery, Pigmented lesions |
| Ho:YAG | 2,100 nm | Arthroscopic surgery, soft tissue surgery |
| Er,Cr:YSGG | 27Ba nm | Bone surgery, Periodontal surgery, Cavity preparations |
| Er:YAG | 2944 nm | Bone-surgery, Skin resurfacing, |

**FIG. 11A - TIPOS DE LASERS UTILIZADOS EM CIRURGIA ORAL**

**Remoção de tecidos moles**

A excisão cirúrgica com um bisturi é uma técnica comprovada para remover a mucosa oral afetada por leucoplasia ou doenças semelhantes.
No entanto, a contração e a cicatrização que ocorrem durante a cicatrização da ferida podem levar a uma redução da função oral. O laser de $CO_2$ oferece agora uma forma alternativa de remover lesões na mucosa oral.[9]

Alguns autores analisaram histologicamente a cicatrização de feridas após o laser de dióxido de carbono e a excisão cirúrgica convencional da mucosa bucal de cães. As diferenças entre os dois tipos de feridas foram significativas. A zona de dano tecidual adjacente aos defeitos causados pelo laser era estreita. Foi observada uma fina camada de colagénio desnaturado na superfície da área tratada com laser, que provavelmente serve como penso impermeável no período pós-operatório imediato e reduz o grau de irritação dos tecidos pelo conteúdo oral. Após a excisão cirúrgica, os miofibroblastos estavam presentes em grande número paralelamente à superfície, de modo que a contração no seu eixo longitudinal levou a uma redução do tamanho do defeito. Em contraste, foram observados poucos miofibroblastos após a irradiação com laser, e estes estavam em grande parte confinados à lâmina própria recém-formada depois de cada parte da ferida ter sido reepitelizada. Além disso, a distribuição destas células no tecido estava desorientada, pelo que a sua contração teria pouco efeito na dimensão global do defeito. A partir daqui, concluíram que, na ferida com laser, o tecido vizinho foi apenas minimamente danificado em comparação com a ferida convencional.[9]

Apenas alguns autores investigaram os efeitos do laser de dióxido de carbono cirúrgico no tecido oral de um modelo animal análogo e relacionaram depois os resultados com os achados em pacientes. Verificaram que nenhum dos animais sentiu dor ou sofrimento excessivos e todos puderam continuar a sua dieta sem dificuldade. As feridas cicatrizaram de forma satisfatória e sem infeção, com exceção das feridas no alvéolo. O córtex ósseo na base do defeito alveolar apareceu preto e carbonizado após o periósteo sobrejacente ter sido destruído pelo raio laser. No entanto, os enxertos de pele nos locais do laser e da cirurgia não tiveram sucesso e foram perdidos em todos os casos. A ausência de contração da ferida e de cicatrizes, aliada à precisão da destruição dos tecidos, fazem do laser um instrumento cirúrgico ideal para a remoção do epitélio displásico da cavidade oral. [10]

Alguns autores discutiram os efeitos de um laser de erbium-crómio-ítrio-escândio-gálio-garnet nos tecidos moles mucocutâneos, avaliando as margens de incisão deste laser e comparando a cicatrização com feridas induzidas por laser e por bisturi convencional e biópsia por punção. Após 7 dias, registou-se uma reepitelização, bem como a cicatrização de feridas submucosas e
fibrose subcutânea e regeneração muscular. Após 30 dias, a cicatrização estava completa com ambos os métodos; no entanto, ainda se observava uma cicatrização miogénica com aumento das populações de fibroblastos. Não foram observadas diferenças morfológicas significativas entre os grupos de cirurgia convencional e a laser em qualquer altura. As margens da ferida com laser mostraram uma zona hialinizada ou coagulada de 20 a 40 pm; as estruturas celulares adjacentes estavam morfologicamente intactas e comparáveis a uma incisão com bisturi. Estes resultados indicam que este sistema laser tem um

menor impacto térmico nos tecidos do que outros lasers quando se utiliza água pulverizada, o que sugere que é possível recolher amostras de tecido para exames histopatológicos com este sistema. De maior importância é a constatação intra-operatória de que a ferida com laser não apresenta qualquer hemorragia ou apresenta uma hemorragia mínima, ao passo que todas as feridas de bisturi e de biópsia por punção sangram e formam crostas. [21]

**Queratose por fricção -**

Estas lesões podem ser tratadas com terapia laser. As pequenas lesões questionáveis podem ser excisadas com um laser de dióxido de carbono com um tamanho de ponto de 0,2 mm. É utilizado perpendicularmente ao contorno elíptico à volta da lesão. Uma vez criado o contorno, o bordo do tecido é levantado com uma pinça para tecidos e o tecido subjacente é cortado num ligeiro ângulo com o feixe de laser. A lesão pode ser facilmente removida e enviada para exame patológico.[48]

**Lesões brancas causadas pelo tabaco sem combustão -**

Estas lesões são reversíveis após a cessação do uso. As lesões que persistem após a cessação do hábito, especialmente as que apresentam ulceração, devem ser enviadas para exame. Podem ser excisadas com o laser em modo focalizado. São geralmente acessíveis ao laser na prega mucolabial ou mucobucal da mandíbula.[4]

**Estomatite nicotínica -**

Estas lesões são normalmente assintomáticas. Se o doente se queixar de dor, ardor ou ulceração, pode ser efectuado um tratamento com laser para as eliminar. É utilizado um laser de dióxido de carbono num modo contínuo e desfocado, perpendicular à superfície do tecido ao longo do eixo da lesão. A lesão é limpa com soro fisiológico para remover a superfície tratada com laser, revelando a superfície não tratada com laser. Uma vez terminado o processo, a camada final da superfície tratada com laser é deixada intacta para servir de barreira e proteger a superfície de cicatrização. É feita uma tala palatina para ajudar o doente a proteger as superfícies tratadas com laser quando come e bebe. Uma sonda cirúrgica redonda com contacto Nd:YAG também pode ser utilizada de forma semelhante ao laser de dióxido de carbono.[4]

**Cheilitis solaris -**

Trata-se de uma lesão pré-maligna que afecta o bordo vermelhão dos lábios e especialmente os lábios inferiores. Se a lesão não for tratada, pode evoluir para um carcinoma de células escamosas. A utilização do laser sob controlo microscópico tem-se revelado eficaz na remoção da lesão. O laser de dióxido de carbono pode ser utilizado num ponto focalizado para delinear a lesão, passando entre o vermelhão e a pele pilosa da superfície anterior do lábio e estendendo-se em direção às comissuras e para trás até ao vestíbulo labial.

**Leucoplasia -**

A utilização do laser de CO2 tornou-se atualmente a base do tratamento da leucoplasia oral e das lesões pré-cancerosas em vários centros em todo o mundo e demonstrou ser eficaz com baixa morbilidade (FIG. 12A,B).

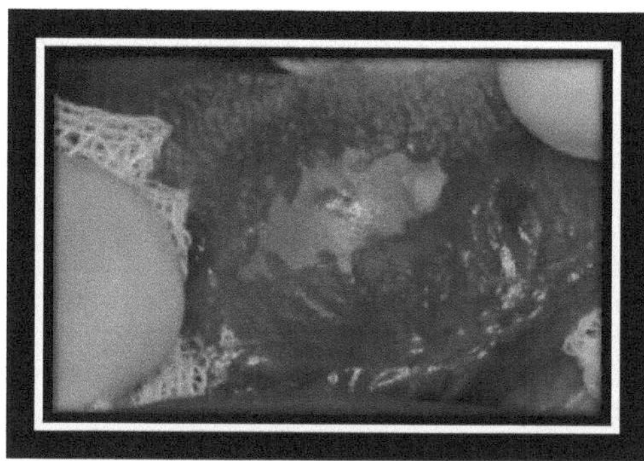

## FIG. 12A - LEUCOPLASIA (ANTES DA OPERAÇÃO)

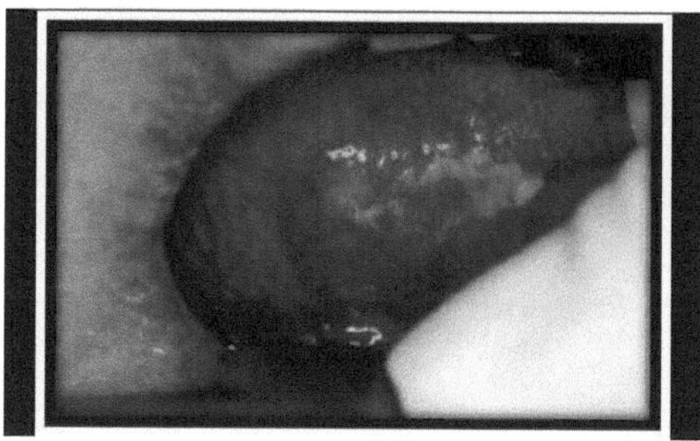

## FIG. 12B - LEUCOPLASIA (PÓS-OPERATÓRIO)

Alguns autores discutiram a utilização do laser de dióxido de carbono no tratamento de manchas brancas orais: resultados e factores que influenciam a recorrência. Não foram encontrados factores de prognóstico significativos na análise univariada, mas na análise multivariada, o consumo de álcool e a malignidade anterior foram considerados indicadores de prognóstico significativos. O risco relativo foi mais elevado para malignidade prévia, tabagismo continuado e consumo de álcool.[30]

Havia lesões benignas, leucoplasias e lesões malignas. Não se registaram complicações intra-operatórias e todos os pacientes recuperaram sem problemas. Em comparação com outros procedimentos cirúrgicos, o laser de CO2 oferece certas vantagens, tanto para o cirurgião como para o paciente, no tratamento de patologias dos tecidos moles da boca. A cicatrização após a ressecção de lesões benignas é excelente. No entanto, no caso de lesões pré-malignas e malignas, são necessários vários anos de acompanhamento para determinar a taxa de recorrência e a estabilidade do novo epitélio após o tratamento com laser e para obter uma comparação com os métodos cirúrgicos convencionais.[20]

**Eritroplasia -**

A eritroplasia pode ser tratada por excisão utilizando um laser de díodo de carbono em modo pulsado para delinear a lesão. O feixe de laser é então focado num modo contínuo e é criada uma vala de laser à volta da lesão. As alterações displásicas que ocorrem no epitélio podem também afetar os tecidos mais profundos. Por conseguinte, a parte superior da lâmina própria também deve ser incluída na amostra. Devem ser recolhidas várias amostras de biopsia profundas para evitar infiltrações.[4]

**Queratoacantoma -**
A lesão pode ser excisada com um laser de dióxido de carbono. Isto é feito através de uma cicatrização limitada do tecido. O laser é colocado em modo pulsado e é criado um contorno à volta da lesão. O feixe de laser é então direcionado perpendicularmente ao contorno e é removida uma cunha de espessura total. Após a remoção, o tecido pode ser aproximado com suturas.[4]

**Carcinoma verrucoso -**
A lesão exofítica pode ser facilmente removida com um laser de dióxido de carbono ou um laser de contacto Nd:YAG juntamente com a base da lesão. Ainda não é claro se o laser é benéfico a longo prazo no controlo da leucoplasia. Horsch et al. registaram uma taxa de cura de 78% utilizando um laser de dióxido de carbono e uma peça de mão. A utilização do laser sob controlo microscópico permitiu um melhor controlo e precisão (FIG. 13A,B).[4]

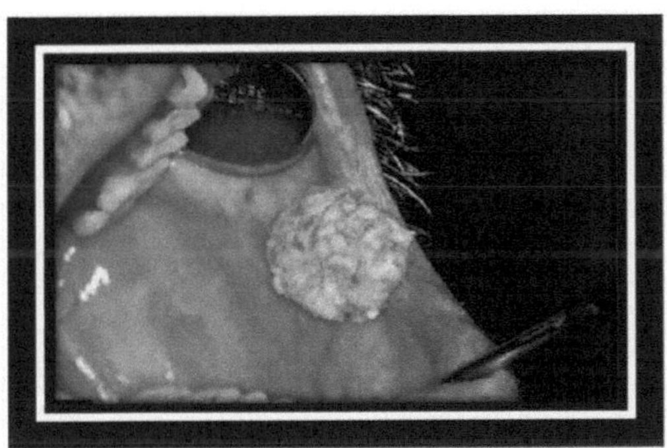

**FIG. 13A - CARCINOMA VERRUCOSO (ANTES DA CIRURGIA)**

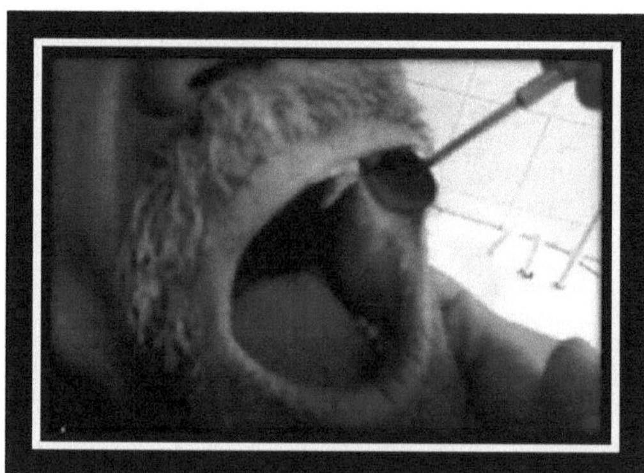

**FIG. 13B - CARCINOMA VERRUCOSO (PÓS-OPERATÓRIO)**

**Lesões vasculares da cabeça e do pescoço -**

As lesões vasculares, que incluem tanto os hemangiomas como as malformações vasculares, são entidades patológicas comuns. Mais de 50 % destas lesões benignas localizam-se na região da cabeça e do pescoço.[31]

Apenas alguns autores discutiram o valor clínico do tratamento de lesões vasculares na região da cabeça e pescoço com o laser Nd:YAG por fotocoagulação. Foram observados encolhimento e clareamento. Verificaram que o tecido foi ablacionado em 2 a 3 dias. As lesões vasculares na região da cabeça e do pescoço são relativamente comuns e podem ser muito incómodas. para o doente e são frequentemente difíceis de remover. O laser Nd:YAG pode ser uma ferramenta de tratamento eficaz, desde que sejam observadas determinadas precauções e limitações gerais. Deve evitar-se a perfuração da mucosa que cobre a lesão. Os nervos podem ser irreversivelmente danificados pela fotocoagulação. Em lesões com elevado fluxo sanguíneo, a artéria de alimentação deve ser identificada e ocluída, e a fotocoagulação só deve ser efectuada posteriormente, caso contrário existe o risco de hemorragia, que pode ser fatal. No entanto, raramente ocorrem complicações. No entanto, deve ser utilizada com algumas precauções, uma vez que o grau de coagulação dos tecidos não é imediatamente reconhecível. [31]

**Papilomatose oral -**

A mucosa é eritematosa e tem uma superfície papilar. Pode ser tratada com um laser de dióxido de carbono ou com um laser de contacto Nd:YAG. Sachs e Borden foram os primeiros a tratar esta lesão com um laser de dióxido de carbono.[49] As lesões difusas podem ser tratadas por vaporização com o laser de $CO_2$ após a realização de biopsias selectivas. O laser é colocado em modo de desfocagem contínua e a área da lesão é coberta utilizando o método de hachura cruzada. A superfície do tecido tratado com laser é limpa com uma esponja embebida em soro fisiológico. O laser de contacto Nd:YAG com uma sonda redonda também pode ser utilizado para remover a lesão através da marcação cruzada da superfície de forma semelhante, sem levantar a ponta da sonda da superfície da lesão.[48]

**Líquen plano -**

O líquen plano é uma doença crónica comum da mucosa que afecta 1-2% da população e que necessita de ser corrigida. Têm sido utilizados vários métodos de tratamento, dos quais o laser de dióxido de carbono parece ser uma boa opção de tratamento (FIG. 14A,B).[33]

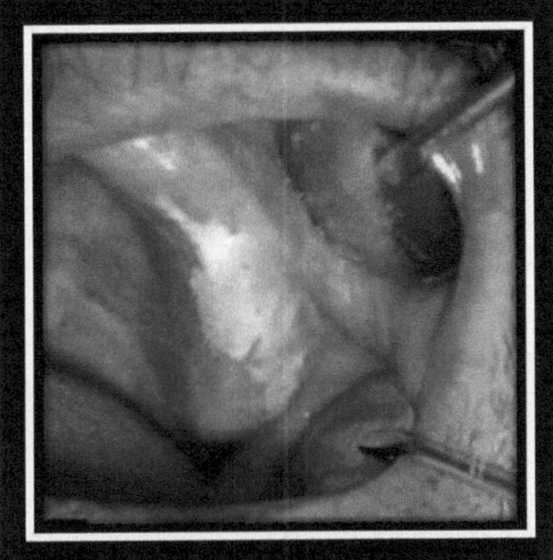

**FIG. 14A - LÍQUEN PLANO (ANTES DA CIRURGIA)**

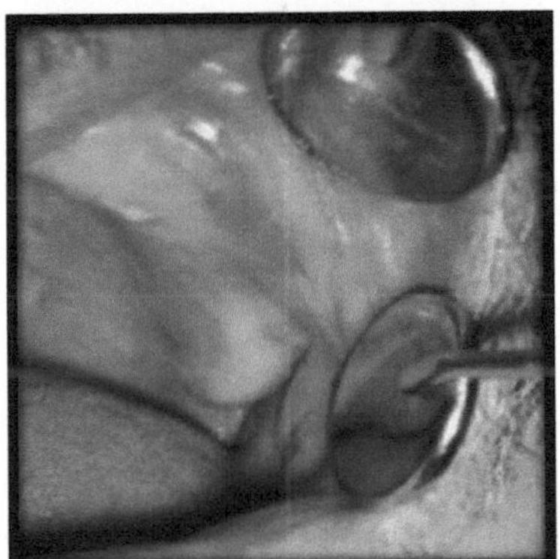

**FIG. 14B - LÍQUEN PLANO (PÓS-OPERATÓRIO)**

Apenas alguns autores discutiram o tratamento do líquen plano oral com vaporização a laser de CO2. Verificaram que, durante um período de seguimento de 1-18 anos, 85% dos doentes não sentiram dor e 15% dos doentes sofreram uma recidiva dolorosa após o tratamento. Não se registaram queixas após um novo tratamento com vaporização a laser de CO2. A epitelização completa ocorreu após o tratamento. Por conseguinte, pode concluir-se que o laser de CO2 parece ser uma boa opção de tratamento se o tratamento com esteróides, que também têm alguns efeitos secundários, não trouxer mais melhorias.[33]

## Úlceras aftosas recorrentes -

A úlcera é dolorosa à palpação. A terapia laser de baixa intensidade (LLLT) foi recentemente introduzida. Ajuda no alívio imediato da dor e acelera a cicatrização da ferida. De acordo com De Souza et al., 75% dos doentes referiram que a dor diminuiu significativamente na mesma sessão após o tratamento com laser e a lesão regrediu completamente em 4 dias. Quando são utilizados esteróides, são necessários 5 a 7 dias para a regressão da lesão. [50,51] **Bladowski et al.** também verificaram que um laser de díodo utilizado em doses baixas reduziu para metade o tempo de cicatrização da ferida em comparação com os métodos farmacêuticos.

## Lesões herpéticas simples recorrentes -

Vários comprimentos de onda de laser demonstraram ser eficazes no tratamento destas lesões, incluindo os lasers He-Ne (660 nm) e os lasers Er:YAG (2940 nm).[52,53]

## Mucocele -

A mucocele, uma acumulação de muco na glândula salivar, é uma lesão comum na cavidade oral. Na apresentação clínica, a mucocele aparece como um nódulo assintomático de cor rosa ou azulada e pode variar de tamanho. [32]

Alguns autores avaliaram os resultados e as complicações do tratamento de numerosos pacientes com mucosa do lábio inferior utilizando a vaporização com laser de dióxido de carbono. Observaram recidiva em 2 casos com raras complicações para além de um ligeiro desconforto. Num doente, verificou-se uma dormência temporária no local da cirurgia. Não se registou qualquer hemorragia e a cicatrização foi mínima. As desvantagens do método de vaporização por laser de CO2 são o facto de o equipamento ser dispendioso e de ter de ser assegurada uma proteção adequada para o doente e o operador. No entanto, esse equipamento está disponível em muitas instalações e esta é apenas mais uma aplicação deste método. No entanto, devido à redução da hemorragia e a um procedimento menos demorado com uma cicatrização eficaz, os autores concluíram que a vaporização por laser de CO2 é eficaz no tratamento da mucosa do lábio inferior e tem poucas complicações.[32]

## Cancro oral -

O tratamento do cancro é uma parte essencial da cirurgia oral e maxilofacial. Atualmente, a cirurgia laser tornou-se uma opção de tratamento fiável para o cancro oral e as lesões pré-cancerosas.[34]

Vários autores investigaram o tratamento de tumores com laser na cirurgia oral e maxilofacial. Discutiram a utilização de lasers como uma opção de tratamento fiável para o cancro da cavidade oral, bem como para lesões pré-cancerosas, e examinaram diferentes tipos de lasers utilizados na cirurgia oral e maxilofacial para o tratamento de tumores, tais como o laser de CO2, o laser de Er:YAG, o laser de Nd:YAG e o laser KTM. Verificou-se que a utilização de lasers na cirurgia de tumores tem várias vantagens, incluindo o corte preciso, a ajuda na hemostase, a cicatrização reduzida, a redução da dor e do inchaço pós-operatórios e, por conseguinte, pode ser combinada com a cirurgia endoscópica, microscópica e robótica. No entanto, a cirurgia a laser tem algumas desvantagens significativas: Ao contrário das incisões convencionais com bisturis, o cirurgião não recebe qualquer feedback durante a ablação por laser. Outro problema é a alteração térmica na área da incisão do laser. No entanto, os autores chegaram à conclusão de que estes problemas poderão ser resolvidos no futuro.[34]

Alguns autores compararam o laser de contacto Nd:YAG com o bisturi padrão e/ou o electrocautério na cirurgia curativa do cancro da cabeça e do pescoço. Os resultados clínicos, incluindo o tempo operatório, a perda de sangue, o internamento hospitalar e o internamento nos cuidados intensivos, foram equivalentes aos das técnicas cirúrgicas convencionais, com ou sem radioterapia pré-operatória, na cirurgia curativa com o laser de contacto Nd:YAG em doentes previamente irradiados com tumores da cabeça e do pescoço. Os dados sugerem que o laser de contacto Nd:YAG é uma técnica cirúrgica eficaz em oncologia de cabeça e pescoço. Mas a utilização do laser Nd:YAG em cirurgias complicadas de cabeça e pescoço,
Por conseguinte, para além do domínio da nova tecnologia, é necessária uma certa alteração da técnica. Poder-se-ia, portanto, especular que os cirurgiões que experimentaram um tempo de operação mais longo com o laser Nd:YAG podem considerar este obstáculo menos difícil à medida que se familiarizam com a sua utilização.[17]

**Lesões pré-cancerosas orais -**

Apenas alguns autores discutiram a cirurgia laser de intervenção como uma ferramenta cirúrgica e de diagnóstico eficaz no tratamento de lesões pré-cancerosas orais. Verificaram que 76% dos doentes permaneceram livres de doença, enquanto 24% desenvolveram novas lesões displásicas em locais diferentes ou múltiplos, frequentemente com displasia aumentada. Dos doentes que recidivaram, 7% desenvolveram carcinoma espinocelular oral, enquanto outros 3,5% desenvolveram outros cancros do trato aerodigestivo. Talvez a descoberta mais importante do estudo tenha sido o facto de não ter sido possível determinar, clínica ou histologicamente, quais os doentes ou lesões em risco de recorrência ou transformação maligna. Há pouco a dizer a favor do tratamento conservador das lesões displásicas, ao passo que a cirurgia laser de intervenção pode ser recomendada não só como um método de tratamento eficaz com baixa morbilidade, mas também como um instrumento de diagnóstico definitivo que permite um exame completo da lesão ao microscópio. No entanto, o acompanhamento regular e a longo prazo dos doentes pré-cancerosos tratados é essencial para detetar novas lesões displásicas ou neoplásicas, que ocorrem em até 25% dos casos. Os autores concluem do estudo que a cirurgia laser de intervenção é recomendada em contraste com o tratamento conservador das lesões pré-cancerosas orais, de modo a permitir um tratamento eficaz com baixa morbilidade e a efetuar um diagnóstico histológico definitivo.[26]

**Fibrose da submucosa oral -**

A doença é conhecida pelo seu potencial maligno e está particularmente associada à mastigação de nozes de areca, o principal ingrediente do Betelquid. A mastigação de Betelquid é um hábito praticado principalmente no Sudeste Asiático e na Índia. O laser de díodo é um método de tratamento da fibrose submucosa oral. As vantagens gerais incluem um campo cirúrgico relativamente isento de sangue e, por conseguinte, uma excelente visibilidade, menor necessidade de anestesia local, menor risco de infeção bacteriana, menor edema pós-operatório e uma cicatrização mais rápida.[54]

**Operações pré-protéticas -**

A cirurgia de tecidos moles pode ser efectuada com qualquer um dos lasers de tecidos moles. A cirurgia óssea pode ser efectuada com a família de lasers Erbium. O laser Erbium é o laser de eleição para a redução óssea.[4]

**Ablação de estruturas da articulação temporomandibular -**

A articulação temporomandibular (ATM), com a sua função complexa, está localizada perto do osso denso da base do crânio e também perto de nervos e estruturas vasculares de importância crucial. Apenas alguns autores investigaram a eficácia do tratamento com excimer laser de 308 nm em estruturas da ATM de suínos. As preparações foram embebidas em polimetilmetacrilato. Verificaram que o limiar de energia mais baixo para a ablação era uma densidade de energia de 0,8 J/cm2. Dependendo do tipo de tecido, a taxa máxima de ablação foi de 1,7-6,3 pm/pulso. A profundidade da alteração térmica no tecido circundante foi de cerca de 30-70 pm. Concluiu-se que a luz do excimer laser orientável de 308 nm proporciona uma combinação de ablação precisa do tecido e danos térmicos mínimos no tecido circundante. No entanto, pensa-se que a irradiação laser com um comprimento de onda de 193 nm induz alterações nas estruturas dos genes, mas os estudos in vivo não forneceram provas deste facto.

transformação celular. [28]

Alguns autores discutiram o desenvolvimento e os resultados preliminares de um artroscópio de fibra fina de canal único e laser Nd:YAG para a articulação temporomandibular. Os resultados foram registados em vídeo e algumas características seleccionadas foram fotografadas. Este estudo demonstra que a artroscopia com um único canal de 2 mm de diâmetro proporciona uma excelente visibilidade intra-articular, tanto para o exame como para a lise a laser de aderências fibrosas. Os artroscópios do tipo Lenstype proporcionam excelente visibilidade, mas quanto mais finos se tornam, maior é o risco de quebra. Os autores não observaram qualquer dano articular durante a artroscopia e a lise a laser em nenhuma das articulações em que foi efectuada a artrotomia.[24]

Apenas alguns autores discutiram a utilização do laser de hólmio na cirurgia artroscópica da articulação temporomandibular. O procedimento cirúrgico para ablação de tecido, remoção de fibrocartilagem degenerada e condromalácia, e incisão, cauterização e cicatrização de tecido foi fácil de executar e exigiu um mínimo de energia e tempo. Embora não seja tecnicamente um "laser frio", o laser de hólmio quase não gera calor na articulação temporomandibular. O aumento médio da temperatura intra-articular foi de 10°F. O procedimento cirúrgico para ablação de tecido, remoção de fibrocartilagem degenerada e condromalácia, e para incisão, cauterização e cicatrização de tecido foi fácil de efetuar e exigiu um mínimo de energia e tempo. O tempo médio de operação foi de 17 minutos. Assim, concluíram que a utilização do laser holmium YAG na cirurgia artroscópica da ATM é um método eficaz e seguro.[15]

**Anquiloglossia (FIG. 15A) -**

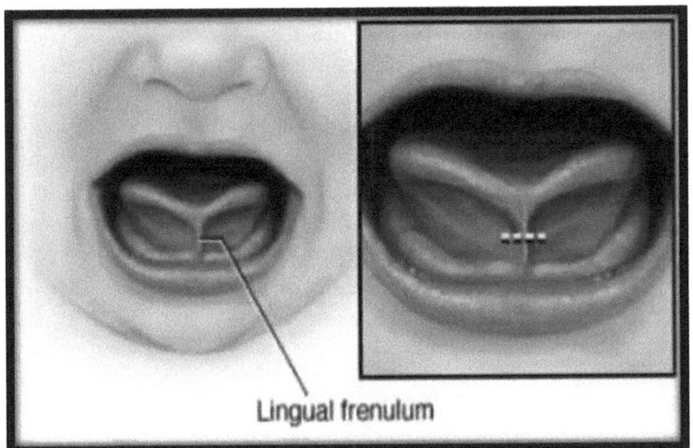


**FIG. 15A - ANQUILOGLOSSIA**

O frênulo da língua e do lábio em bebés pode levar a problemas significativos de amamentação que afectam tanto a mãe como o bebé. A utilização de lasers para corrigir estas anomalias pode ajudar tanto o bebé como a mãe

e permitir uma amamentação melhor e sem dor. Um autor investigou o diagnóstico e o tratamento da anquiloglossia e das mulheres maxilares presas em bebés, utilizando lasers de Er:YAG e de díodo 1064. Verificou que a utilização de lasers para corrigir estas anomalias pode proporcionar alívio tanto para o bebé como para a mãe e permitir uma melhor amamentação, sem dor, sem necessidade de levar o bebé para o bloco operatório ou de o submeter a anestesia geral.[36]

**Prevenção das estruturas anatómicas circundantes**

As osteotomias são efectuadas com brocas, serras oscilantes e cinzéis. No entanto, estes procedimentos, mesmo quando efectuados com grande cuidado, implicam o risco de danificar o tecido circundante e envolvente. Alguns autores avaliaram um novo sistema de corte ósseo a laser que permite a deteção automática de diferentes qualidades de tecido através de um sensor integrado para evitar danificar estruturas delicadas, como vasos sanguíneos ou nervos. As amostras foram analisadas histomorfometricamente quanto à profundidade de remoção do osso cortical quando o sistema de controlo desligou o laser. As curvas médias mostraram que os sistemas funcionam com precisão. O controlo preciso da ablação óssea foi possível porque a ablação a laser permite a osteotomia sem contacto físico. Para efetuar a osteotomia a laser

Para garantir um tratamento fiável e seguro das estruturas tecidulares circundantes - por exemplo, feixes nervosos, glândulas salivares e ductos ou vasos - foi necessário desenvolver um sistema de controlo para evitar que a energia do laser ablacionasse outros tecidos que não o osso. Os autores concluíram, portanto, que os testes in vitro deste novo sistema de controlo do laser foram bem sucedidos.[27]

**Sialolitíase -**

Quando existem cálculos nas glândulas salivares, estes surgem mais frequentemente na glândula salivar submandibular. Vários autores discutiram a utilização de feixes de laser de corante pulsado para fragmentar cálculos salivares. Verificaram que, em 50% dos doentes, se conseguiu a fragmentação e remoção completa dos cálculos salivares e, nos restantes 50%, a fragmentação foi suficiente para restabelecer o fluxo salivar. O método tem várias vantagens, tais como evitar danos nos tecidos, uma vez que a potência do laser é ajustada à banda de absorção do pigmento do cálculo, que se situa entre a banda de absorção da hemoglobina. Outra vantagem reside na utilização de fibras de vidro de quartzo de 200pm para a transmissão do feixe laser. Isto porque a densidade de potência aumenta quando a área da secção transversal da fibra de vidro que transmite a energia do laser diminui e a saída de energia permanece constante.[23]

**Excisão de toupeiras –**

Estima-se que as manchas café-com-leite afectem 10-20% da população. Num estudo, uma grande série de doentes com manchas café-com-leite extensas foi tratada com o laser de corante pulsado de 510 nm até as lesões desaparecerem completamente para determinar o número real de sessões de laser necessárias para eliminar as lesões e para determinar a ocorrência de efeitos secundários ou recorrências. Não foi observada qualquer recorrência da lesão um ano após o fim do tratamento. Concluiu-se que os doentes de todas as idades com lesões que tradicionalmente eram tratadas com cirurgia extensiva e reconstrução podem agora ser tratados com o laser de díodo pulsado de 510 nm com pouco risco de resultados adversos ou recorrência.[18]

Alguns autores discutiram o tratamento de manchas de vinho do Porto com um laser de corante sintonizável de 577 nm (FIG. 16A,B). Verificaram que, após um mês, todos os vasos anteriormente ectasiados nas manchas de vinho do Porto tratadas com o laser tinham desaparecido. Foram substituídos por vasos de calibre normal, sendo a única anomalia perceptível o espessamento das paredes dos vasos. O tratamento destas manchas com o laser de árgon e o laser de dióxido de carbono conduz a uma destruição não específica, seguida de cicatrização com fibrose e consequente "cobertura" dos restantes vasos lesionados. O laser de corante sintonizável (577 nm, 300 psec), por outro lado, conduz a danos vasculares selectivos, preservando a arquitetura normal da pele. O número de eritrócitos diminui, pelo que a pele volta a ter uma cor normal. A manutenção da arquitetura normal da pele reduz o risco de fibrose e de cicatrizes e permite preservar a textura da pele. Os autores constataram assim que o laser de corante sintonizável pode ser utilizado com sucesso para remover as manchas de vinho do Porto na ausência de cicatrizes hipertróficas.[11]

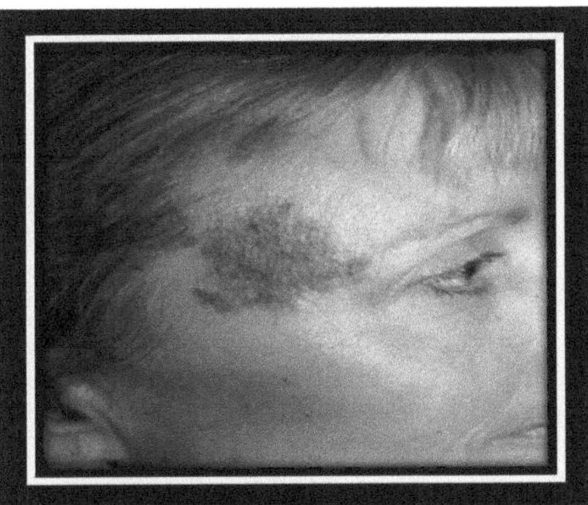

**FIG. 16A - MANCHAS DE VINHO DO PORTO (ANTES DA OPERAÇÃO)**

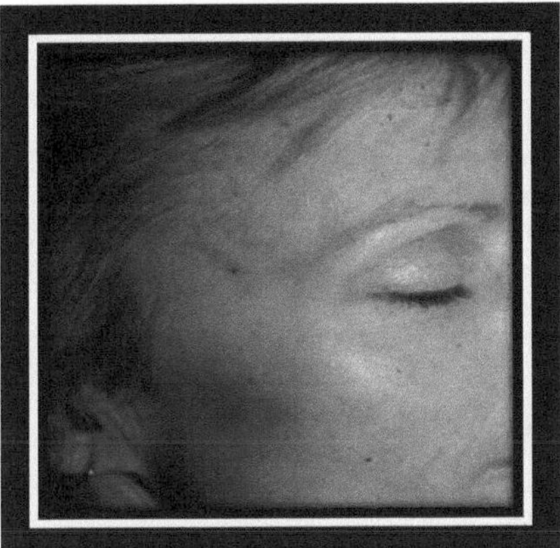

**FIG. 16B - MANCHAS DE VINHO DO PORTO (PÓS-OPERATÓRIO)**

**Nevralgia do trigémeo -**

A dor nevrálgica é a mais difícil de tratar, mas a introdução da terapia laser permite agora que os doentes vivam uma vida sem dor ou com dor reduzida. Os autores discutiram se a terapia laser de baixa intensidade (LLLT) é eficaz para o tratamento da nevralgia do trigémeo.

Chegaram à conclusão de que o tratamento LLLT é um método eficaz e um excelente complemento às terapias convencionais utilizadas no tratamento da nevralgia do trigémeo.[22]

**Implantologia dentária -**

Uma vantagem da utilização de lasers em implantologia é o facto de as impressões poderem ser obtidas imediatamente após o segundo procedimento cirúrgico, uma vez que o efeito hemostático do laser significa que existe muito pouco sangue no campo cirúrgico. Para além disso, o tecido encolhe apenas minimamente após o procedimento a laser, o que garante que as margens do tecido permaneçam ao mesmo nível após a cicatrização e imediatamente após o procedimento.[4]

**Preparação do local do implante:** Os lasers podem ser utilizados para inserir mini-implantes, especialmente em doentes com potenciais problemas de hemorragia, para permitir uma operação praticamente sem sangue no osso.

Remoção de tecido doente em redor do implante: Os lasers podem ser utilizados para reparar implantes doentes, descontaminando a sua superfície com energia laser. Os lasers de díodo, CO2 e Er:YAG podem ser utilizados para este fim. Os lasers também podem ser utilizados para remover tecido de granulação se houver inflamação em redor de um implante já osseointegrado.

**Esterilização do alvéolo:** Na implantologia imediata após a extração do dente, o alvéolo pode ser esterilizado imediatamente e sem dor, sem infeção.

**Peri-implantite:** Como o laser não emite qualquer calor nocivo, pode ser utilizado para vaporizar o tecido de granulação e limpar a superfície do implante em casos de peri-implantite. Este procedimento elimina a condição aguda da peri-implantite, resultando num GTR positivo e permitindo ao paciente utilizar o implante durante mais tempo.

**Procedimento de elevação do seio nasal:** O laser também pode ser utilizado para o levantamento do seio maxilar. O procedimento pode ser efectuado através de uma osteotomia lateral, o que minimiza o risco de perfuração da membrana sinusal.

O laser de granada de ítrio, escândio e gálio (YSGG) é a escolha ideal para evitar o corte da membrana sinusal. O laser YSGG também pode ser utilizado para criar a osteotomia para um enxerto de bloco ramal ou sinfisário. Foi demonstrado que os enxertos ósseos realizados com o laser resultam em menos necrose óssea no local doador e as incisões de osteotomia são mais estreitas, resultando em menos dor e edema pós-operatório.[4]

Outro autor discutiu o efeito da utilização de um laser de érbio para fotoacústica na redução de bactérias em locais de osteotomia infectados por patologia apical após a colocação imediata de implantes. Foi observada uma redução significativa das bactérias anaeróbias em 9 dos 10 casos, e não foram encontradas espécies virulentas específicas nas culturas. 1 caso não apresentou A técnica de laser permite a colocação imediata de implantes dentários num local infetado após os tratamentos a laser acima referidos. Com base no estudo, os autores concluíram que esta técnica oferece uma oportunidade imediata para colocar implantes dentários num local infetado após os tratamentos a laser acima mencionados.[3]

**Laser sobre bioestimulação -**

A bioestimulação pode ser útil para melhorar a cicatrização na cavidade oral. Resultados positivos no tratamento da estomatite aftosa recorrente com lasers suaves. [4]Elevada eficácia terapêutica e redução da duração da doença no tratamento de doenças das mucosas, como a estomatite herpética aguda, o eritema multiforme exsudativo e a gengivite em crianças, com lasers de baixa energia.

## ÚLTIMOS PROGRESSOS

O sistema Waterlase é um dispositivo dentário revolucionário que utiliza água movida a laser para cortar ou abater tecidos moles e duros. O Periowave, um sistema de desinfeção fotodinâmica, utiliza um corante não tóxico (fotossensibilizador) em combinação com lasers de baixa intensidade que

permitem que as moléculas de oxigénio singlet destruam as bactérias.[55]
## VANTAGENS E DESVANTAGENS DOS LASERS
### Vantagens -
A utilização de um laser pode reduzir a morbilidade após a cirurgia e reduzir a necessidade de anestesia. Devido à cauterização do tecido, há pouca hemorragia após os procedimentos nos tecidos moles e evitam-se alguns dos riscos dos procedimentos electrocirúrgicos alternativos.[56]

Uma das principais vantagens da utilização de lasers dentários é a capacidade de interagir com precisão e, em alguns casos, até de remover apenas algumas camadas de células de cada vez. Os lasers também permitem ao clínico reduzir a quantidade de bactérias e outros agentes patogénicos no campo cirúrgico e na preparação da cavidade e obter uma hemostase muito boa em procedimentos de tecidos moles, reduzindo a necessidade de suturas e de tamponamento cirúrgico. Vários manuscritos referem que a cicatrização pós-operatória é minimizada; uma vez que a incisão a laser é mais larga e mais irregular do que a de um bisturi, o tecido de cicatrização funde-se melhor com as estruturas circundantes.[57]

Os tecidos periodontalmente doentes podem ser desinfectados e desintoxicados. Os lasers podem ser utilizados com sucesso e segurança numa vasta população, como crianças e mulheres grávidas, ao contrário de alguns medicamentos prescritos e/ou administrados por via muscular. Com uma boa hemostase, o campo cirúrgico é muito mais visível e muitos procedimentos a laser podem ser realizados com menos anestesia injetável. O desconforto inicial pós-operatório e o inchaço também são menores devido à selagem dos nervos e dos vasos linfáticos.[57]

### Desvantagens -
Os instrumentos actuais têm algumas desvantagens. Os lasers dentários atualmente disponíveis apenas fornecem a sua energia na ponta do sistema de entrega e, neste sentido, são todos "de corte final", o que normalmente implica uma alteração da técnica clínica do profissional. Em alguns casos, o sistema de distribuição pode ser mais incómodo do que um rotor de ar ou uma peça de mão eléctrica, e a acessibilidade à área de tratamento pode ser limitada. O profissional deve observar e monitorizar cuidadosamente a velocidade de remoção do tecido para evitar o sobreaquecimento e danos térmicos laterais. Ao remover o esmalte, o laser não é tão rápido como uma broca rotativa, embora possa ser mais conservador, uma vez que não é removida tanta estrutura dentária saudável.

É necessário ter em conta o investimento inicial de alguns equipamentos, bem como os acessórios e a manutenção necessária. Os dispositivos variam em tamanho, desde um romance de bolso até um grande carrinho de dentista, pelo que a logística do espaço pode tornar-se um fator. Todos os dispositivos funcionam com tensão de rede e os lasers de érbio requerem um fornecimento de ar adicional, o que também pode ser um fator limitativo.[57]

*Um* laser é um dispositivo que emite luz através de um processo de amplificação ótica baseado na emissão estimulada de radiação electromagnética. O termo "laser" é um acrónimo de "Light Amplification by Stimulated Emission of Radiation" (amplificação da luz por emissão estimulada de radiação). Desde a sua introdução nos anos 60, os lasers registaram um rápido progresso tecnológico. O advento dos lasers de comprimento de onda variável e a sua utilização generalizada no tratamento de lesões orais podem ter impacto nos resultados dos pacientes e no planeamento do tratamento.

O avanço exponencial da tecnologia laser permitiu aos cirurgiões orais e maxilofaciais tratar lesões que anteriormente eram consideradas intratáveis e que conduziam a maus resultados. Os lasers tornaram-se rapidamente uma modalidade indispensável na cirurgia oral e maxilofacial para o tratamento da cirurgia dos tecidos moles. Com o avanço da tecnologia laser, a sua utilização na cirurgia oral e maxilofacial também se expandiu.

Os lasers não só permitem aos cirurgiões melhorar as opções de tratamento cirúrgico actuais, como também contribuíram para o desenvolvimento de uma variedade de novos procedimentos que são agora comuns na cirurgia oral e maxilofacial. Atualmente, existem muitos sistemas laser novos no mercado, todos caracterizados pelos seus comprimentos de onda e propriedades. Embora

# CAPÍTULO 5 CONCLUSÃO

Embora estes novos sistemas facilitem alguns procedimentos, é essencial que o cirurgião laser se baseie nos princípios básicos da física do laser para os utilizar de forma segura e eficiente. A incorporação de lasers na prática da cirurgia oral e maxilofacial conduziu a muitos avanços na terapia cirúrgica e melhorou os cuidados com os pacientes.

Os avanços na tecnologia laser conduzirão, sem dúvida, a novos procedimentos e desempenharão um papel importante no futuro da cirurgia minimamente invasiva. Milhares de pacientes, incluindo crianças, já beneficiaram da tecnologia laser. É provável que novas melhorias na tecnologia laser venham a revolucionar o tratamento de lesões orais no futuro.

Os lasers dentários têm muitas vantagens: A utilização de um laser pode reduzir a morbilidade após a cirurgia e reduz a necessidade de anestesia. Devido à cauterização do tecido, há pouca hemorragia após os procedimentos nos tecidos moles e evitam-se alguns dos riscos dos procedimentos electrocirúrgicos alternativos. Existem também algumas desvantagens, como o facto de os lasers dentários atualmente disponíveis apenas fornecerem a sua energia na ponta do sistema de entrega e, neste sentido, todos "cortam na extremidade", o que normalmente implica uma alteração da técnica clínica do médico.

Outra área de crescimento para o futuro será provavelmente a combinação de técnicas laser de diagnóstico e terapêuticas. Olhando para o futuro, espera-se que certas tecnologias laser se tornem uma parte essencial da prática dentária moderna durante a próxima década.

# REFERÊNCIAS

1. **Wikepedia. Laser.**
2. **Verma SK, Maheshwari S, Singh RK, Chaudhari PK.** Lasers em medicina dentária: uma ferramenta inovadora na prática dentária moderna. Natl J Maxillofac Surg 2012; 3(2): 124-132.
3. **Gross AJ, Herrmann TR.** History of the laser. World J Urol 2007; 25(3): 217-220.
4. **Lal K, Parthiban J, Sargunar B, Prakash CA, Anandh B.** Utilidade do laser na cirurgia oral e maxilofacial. Biomed Pharma J 2015; 8: 271-277.
5. **Aoki A, Sasaki KM, Watanabe H, Ishikawa I.** Laser na terapia periodontal não cirúrgica. J Periodontol 2000; 36: 59-97.
6. **Rossmann JA.** Lasers em periodontologia. J periodontol 2002; 73: 1231-1239.
7. **Strauss RA, Fallon SD.** Lasers na cirurgia oral e maxilofacial moderna. Dent Clin N Am, 2004; 48: 861-888.
8. **Apfelberg DB, Maser MR, Lash H.** Tratamento de tatuagens decorativas com laser de árgon. British J Plast Surg. 1979; 32: 141-144.
9. **Fisher SE, Frame JW, Browne RM, Tranter RMD.** Um estudo histológico comparativo da cicatrização de feridas após laser de $CO2$ e excisão cirúrgica convencional da mucosa bucal canina.
Archs Oral Biol. 1983; 28(4): 287-2912z.
10. **Fisher SE, Frame JW.** Os efeitos do laser cirúrgico de dióxido de carbono nos tecidos orais. J Oral Maxillofac Surg. 1984; 22: 414-425.
11. **Morelli JG, Tan OT, Garden J, Margolis R, Seki Y, Boll J et al.** Tratamento de manchas de vinho do Porto com laser de corante sintonizável (577 nm). Lasers Surg Med 1986; 6: 94-99.
12. **Hukki J, Krogerus L, Castren M, Schroder T.** Effects of different contact laser scalpels on skin and subcutaneous fat. Lasers Surg Med 1988; 8: 276-282.
13. **Pogrel MA, Yen CK, Hansen LS.** Uma comparação do laser de dióxido de carbono, criocirurgia com azoto líquido e feridas com bisturi na cicatrização. Oral Surg Oral Med Oral Pathol 1990; 69: 269-273.
14. **Waner M, Dinehart SM, Wilson MB, Flock ST.** A comparison of copper vapour and flashlamp-pumped dye lasers in the treatment of facial telangiectasias. J Dermatol Surg Oncol 1993; 19: 992-998.
15. **Koslin GM.** A utilização do laser de hólmio na cirurgia artroscópica da articulação temporomandibular. J Oral Maxillofac Surg. 1993; 51: 122-123.
16. **Petersen BR.** A utilização potencial da gengivectomia com laser de $CO2$ para a hiperplasia gengival induzida pela fenitoína em pacientes com atraso mental. J Clin Periodontol 1993; 20: 729-731.
17. **Galluci JG, Zeltsman D, Slotman GJ.** Bisturi laser Nd:YAG versus técnicas convencionais na cirurgia do cancro da cabeça e do pescoço. Lasers Surg Med 1994; 14: 139-144.
18. **Alster TS.** Remoção completa de grandes marcas de nascença café-com-leite com o laser de corante pulsado de 510 nm. Plast Reconstr Surg 1995; 96: 1660-70.
19. **Smith PW, Arrastia AA, Beras M.** Características incisionais e efeitos

térmicos de três lasers de CO2 em tecidos moles. Oral Surg Oral Med Oral Pathol Oral Radiol endod 1995; 79: 685-691...

20. **Frame JW.** Remoção de tecido mole patológico na boca com o laser de CO2. J Oral Maxillofac Surg 1985; 43: 850-855.

21. **Rizoiu IM, Eversole LR, Kimmel AI.** Efeitos de um laser de érbio, crómio: ítrio, escândio, gálio, granada nos tecidos moles mucocutâneos. Oral Surg Oral Med Oral Pathol Oral Radiol Endod 1996; 82: 386-395.

22. **Eckerdal A, Bastian HL.** Pode a terapia laser de baixo nível reativo (LLLT) ser utilizada para tratar a dor facial neurogénica? Um estudo em dupla ocultação, controlado por placebo, em pacientes com nevralgia do trigémeo. Laser Therapy 1996; 8: 247-252.

23. **Ito H, Baba S.** Litotripsia com laser de corante pulsado de cálculos salivares na glândula submandibular. J Laryng Otol 1996; 110: 942-946.

24. **Kurita K, Ogi N, Toyama M, Maki I, Ike M.** Artroscópio da articulação temporomandibular com laser de fibra fina e Nd:YAG de canal único: desenvolvimento e resultados clínicos preliminares. Int J Oral Maxillofac Surg. 1997; 26: 414-418.

25. **Herford AS, Finn R.** Uvuloplastia de fase única assistida por laser de CO2 para o tratamento do ressonar e da apneia obstrutiva do sono ligeira. J Cran Maxillofac Surg. 2000; 28: 213-216.

26. **Thomson Pj, Wylie J.** Interventional laser surgery as an effective surgical and diagnostic tool in the treatment of oral precancerous lesions. Int J Oral Maxillofac Surg 2002; 31: 145-153.

27. **Rupprecht S, Tangermann K, Kessler P, Neukman FW, Wiltfang J.** Osteotomia com laser Er:YAG com sistemas controlados por sensores. J Cran Maxillofac Surg 2003; 31: 337-342...

28. **Haffner C, Folwaczny M, Hickel R, Horch HH.** Ablação das estruturas da articulação temporomandibular de um porco com luz laser excimer de 308nm guiada por fibra - um estudo in vitro. J Cran Maxillofac Surg, 2004; 32: 360-364.

29. **Strauss RA, Fallon SD.** Lasers na cirurgia oral e maxilofacial moderna. Dent Clin N Am, 2004; 48: 861-888.

30. **Chandu A, Smith ACH.** A utilização do laser de CO2 no tratamento de manchas brancas orais: resultados e factores que influenciam a recorrência. Int J Oral Maxillofac Surg 2005; v34: 396-400.

31. **Vesnaver A, Dovsak DA.** Tratamento de lesões vasculares na cabeça e no pescoço com o laser Nd:YAG. J Cran Maxillofac Surg 2006; 34: 17-24.

32. **Huang IY, Chen CM, Kao YH, Worthington P.** Tratamento da mucocele do lábio inferior com laser de dióxido de carbono. J Oral Maxillofac Surg 2007; 65: 855-858.

33. **Vand der Hem PS, Egges M, Van der Wal JE, Roodenburg JLN.** Vaporização a laser de CO2 do líquen plano oral. Int J Oral Maxillofac Surg. 2008; 37: 630-633.

34. **Neukam FW, Stelzle F.** Tratamento de tumores com laser em cirurgia oral e maxilofacial. Physics Procedia, 2010; 5: 91-100.

35. **Iburguren IC, Tost AE, Dominguez JA, Castellon EV, Aytes LB, Escoda CG.** Avaliação histológica de danos térmicos em tecidos moles por lasers de CO2, Er,Cr:YSGG e diodo. Med Oral Patol Ca Buccal 2010; 15:912-918.

36. **Kotlow L.** Diagnóstico e tratamento da anquiloglossia e da ATM em bebés com lasers de diodo Er:YAG e 1064.
Arquivos Europeus de Odontopediatria 2011; 12(2): 107-112.
37. **Kusek E R.** Colocação imediata de implantes em locais infectados: Estudos bacterianos dos efeitos hidroacústicos do laser YSGG. J Oral Implantol 2011; 37: 205-211.
38. **Iyamu IN, Saheeb BD, Edetanlen BE.** Comparação do laser de díodo de 810 nm com a cirurgia convencional em procedimentos ortodônticos de tecidos moles. Ghana Med J 2013; 47(3): 107-111.
39. **Asnaashari M, Zadsirjan S.** Aplicação do laser na cirurgia oral. J Lasers Med Sci. 2014; 5(3): 97-107.
40. **Schalow A, Townes C H.** A invenção do laser nos Laboratórios Bell: 1958-1998.
41. História do laser. WorldOfLasers.com.
42. **Kastler A.** Cerimónia de entrega de prémios sppech. 1966.
43. **Bromberg J L.** American Institute of Physics Oral History Interview with Joseph Weber, Universidade de Maryland, 1983.
44. **Townes C. H.** How the Laser Happened: Adventures of a Scientist, Oxford University Press, ISBN 9780195122688, 1999; 69-70.
45. **Bromberg J L.** The Laser in America - 1950-1970, 1991; 74-77
46. **Driskell TD.** Editor. A série de moldes de raiz do sistema de implantes de precisão da Stryker Implantes dentários endósseos McKinney RV.
Anuário Mosby. 1991;8
47. **Asnaashari M, Mohebi S, Payamanpour P. Pain** reduction using low level laser irradiation in single visit endodontic treatment (Redução da dor utilizando irradiação laser de baixa intensidade em tratamento endodôntico de visita única). J Lasers Med Sci. 2011, 2(4); 139-41.
48. **Catone, Guy A, Ailing, Charles C III, Smith, Brian M.** Aplicações do laser na cirurgia oral e maxilofacial. Implant Dent 1997, 6(3); 238-40.
49. **Sachs SA, Borden GE.** A utilização do laser de dióxido de carbono no tratamento da papilomatose recorrente: relato de um caso. J Oral Surg. 1981, 39(4); 299-300.
50. **De Souza TOF, Martins MAT, Bussadori SK, Fernandes SPK, Tanji EY, Mesqita-Ferrari RA et al.** Avaliação clínica do tratamento com laser de baixa intensidade para estomatite aftosa recorrente. Photomed Laser Surg. 2010, 28(2); S85-88.
51. **Bladowski,Marek/Konarska-Choroszucha, Hanna/Choroszucha, Tomasz.** Comparação dos resultados do tratamento da estomatite aftosa recorrente (EAR) com irradiação laser de baixa e alta potência versus um método farmacêutico (estudo de 5 anos). J Oral Laser Applications 2004, 4(3); 191-209.
52. **Schindl A, Neumann R.** A terapia laser de baixa intensidade é um tratamento eficaz para a infeção recorrente por Herpes Simplex.
Resultados de um ensaio aleatório, em dupla ocultação, controlado por placebo
Estudo. J Investig Dermat 1999, 113(2); 221-223
53. **Bello-Silva MS, de Freitas PM, Aranha AC, Lage-Marques JL, Simões A, de Paula Eduardo C.** Lasers de baixa e alta intensidade no tratamento

da infeção pelo vírus herpes simplex 1. Photomed Lasers Surg. 2010, 28(1): 135-139.

54. **Tripathy R, Patnaik S, Acharya SS, Akheel M.** Laser de diodo como tratamento para fibrose submucosa oral - Um relato de caso. Arch Cran Oro Fac Sci. 2014, 2(1):104-106.

55. **LJ Walsh.** O estado atual das aplicações de laser em medicina dentária. Australian Dental Journal 2003; 48(3): 146-155.

56. **Wikipédia.** Laser dentário.

57. Vantagens e limitações dos lasers. Academia de Odontologia a Laser, 2008.

Índice

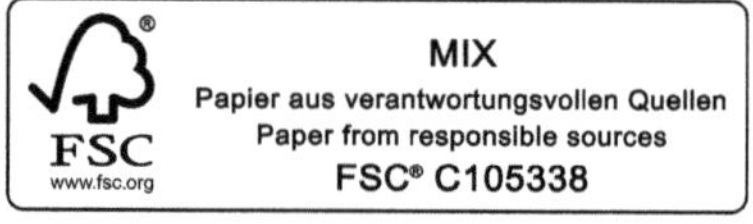